ABC of
Wound Healing 2nd Edition

ABC 伤口愈合

第 2 版

著　者　[英] 安妮·普莱斯 (Annie Price)

[英] 约瑟夫·E. 格雷 (Joseph E. Grey)

[英] 吉里什·K. 帕特尔 (Girish K. Patel)

[英] 基思·G. 哈丁 (Keith G. Harding)

主　译　张红艳　何仁亮　赵文斌　钟　华

WILEY

CS K 湖南科学技术出版社·长沙

国家一级出版社　全国百佳图书出版单位

图书在版编目（CIP）数据

ABC 伤口愈合 ：第 2 版 /（英）安妮·普莱斯（Annie Price）等著 ；张红艳，何仁亮，赵文斌等主译. —长沙 ：湖南科学技术出版社，2024.4
（ABC 全科医学系列丛书. 第二辑）
ISBN 978-7-5710-2463-5

Ⅰ．①A⋯ Ⅱ．①安⋯ ②张⋯ ③何⋯ ④赵⋯ Ⅲ．①创伤愈合 Ⅳ．①R64

中国国家版本馆 CIP 数据核字（2023）第 180186 号

ABC SHANGKOU YUHE DI 2 BAN
ABC 伤口愈合 第 2 版

著　　者：［英］安妮·普莱斯（Annie Price）　［英］约瑟夫·E. 格雷（Joseph E. Grey）
　　　　　［英］吉里什·K. 帕特尔（Girish K. Patel）　［英］基思·G. 哈丁（Keith G. Harding）
主　　译：张红艳　何仁亮　赵文斌　钟　华
出 版 人：潘晓山
出版统筹：张忠丽
责任编辑：李　忠　杨　颖　白汀竹
特约编辑：王超萍
出版发行：湖南科学技术出版社
社　　址：长沙市芙蓉中路一段 416 号泊富国际金融中心
网　　址：http://www.hnstp.com
湖南科学技术出版社天猫旗舰店网址：
　　　　　http://hnkjcbs.tmall.com
邮购联系：0731-84375808
印　　刷：长沙超峰印刷有限公司
　　　　　（印装质量问题请直接与本厂联系）
厂　　址：湖南省宁乡市金州新区泉洲北路 100 号
邮　　编：410600
版　　次：2024 年 4 月第 1 版
印　　次：2024 年 4 月第 1 次印刷
开　　本：787mm×1092mm　1/16
印　　张：8.5
字　　数：210 千字
书　　号：ISBN 978-7-5710-2463-5
定　　价：99.00 元

（版权所有·翻印必究）

List of Translators

译者委员会

主　译　张红艳　南昌大学第一附属医院
　　　　　何仁亮　南方医科大学皮肤病医院（广东省皮肤病医院）
　　　　　赵文斌　云南中医药大学第一附属医院（云南省中医医院）
　　　　　钟　华　南方医科大学第五附属医院

副主译　李春孟　温州市中心医院
　　　　　李筱贺　内蒙古医科大学
　　　　　张　霆　上海中医药大学附属龙华医院

译　者　徐　丁　宁波市第六医院
　　　　　马全才　同济大学附属第十人民医院崇明分院
　　　　　寋明盛　安宁市第一人民医院
　　　　　张　红　成都医学院第一附属医院 / 成都市云疾救医学科技有限公司

Foreword

前　言

伤口治疗旨在实现伤口愈合并防止二次破裂。敷料已有近千年的使用史，其间，几项著名的医学发展促进了伤口护理的优化。19世纪，李斯特（Lister）证明了无菌手术有益于降低伤口感染的风险。18—19世纪，一名军医开发并改进了清创术。19世纪末，作为即用型外科敷料，消毒纱布得到了批量生产。1962年，乔治·温特（George Winter）观察到与干燥环境相比，伤口在长期湿润的环境下会愈合得更快。此项发现促进了多种新型材料和高级伤口敷料的开发。在过去的60年间，促进伤口愈合的治疗方法激增。现行治疗方法包括敷料、器材和药物的使用，以及手术干预和生物学治疗。

敷料种类繁多，其主要优点是可以控制渗出液，减少渗漏，减轻渗漏气味和缓解伤口疼痛。近来，从用于预防和治疗压力性损伤的床及床垫，到用于糖尿病足的治疗性鞋、靴和用于多种伤口的负压器械，可以看出医疗器械的使用率迅速提高。人们也常使用药物来促进伤口愈合，最具代表性的例子是抗生素治疗伤口感染。然而，如今抗生素耐药性被视为一项全球健康挑战，当务之急是深入了解并恰当选择治疗伤口感染的药物。对某些伤口来说，外科手术也是影响愈合的主要因素。简单的脓肿引流或创面坏死组织的清创，以及专业的血管手术、骨科手术或重建手术，均属于外科手术治疗伤口愈合的范畴。伤口愈合的相关生物学研究引起了人们对血小板浓缩液与干细胞治疗等生物学疗法的兴趣。

随着治疗方法的改进，伤口护理疗法的选择也更加多样化。近期研究表明，伤口的评估及诊断一直存在问题。如果不了解伤口的损伤机制和使伤口愈合减缓，甚至无法愈合的因素，则治疗成功的可能性极小。结合临床评估和病情进展有助于伤口治疗。当然，多学科诊疗团队也需要更多医学专业人员的加入和融合。

伤口完全愈合是治疗成功的标准，在某些情况下也是伤口护理的目标。然而，对于无治愈可能性的患者来说，也可以将伤口面积缩小，伤口疼痛、渗漏和感染等症状减轻，或患者生活质量的改善视为成功治疗的标准。同样，还可以把预防复发、避免并发症和提供专用护理设施视为成功治疗的标准。对伤口治疗和护理进行评估时，请综合考虑上述因素。

虽然增强现有疗法的证据基础、推动科学进步十分重要，但是我们也不应忽视服务及医护人员培训这两方面的创新。将来，伤口患者会要求能力匹配且符合需求的多学科诊疗团队对其进行治疗。以患者为中心的综合性伤口循证治疗法若使用恰当，可以使许多患者受益。只是近年来我们才认识到伤口愈合过程之复杂和影响因素之广泛，要想改变目前状况，提高资金投入和广泛关注程度至关重要。

　　这本新版《ABC 伤口愈合》希望引导读者了解上述问题，并为多种伤口的识别、检查和治疗提供现行指南。此外，本书旨在确保患者所接受的治疗符合现代临床实践的护理标准。

基思·G. 哈丁（Keith G. Harding）教授

大英帝国司令勋章获得者

Contents
目　录

第1章 | 伤口评估

Joseph E. Grey[1] and Girish K. Patel[2,3]

[1] Department of Clinical Gerontology, Cardiff and Vale University Health Board, Cardiff, UK
[2] Welsh Institute of Dermatology, Cardiff and Vale University Health Board, Cardiff, UK
[3] Cardiff University School of Biosciences, Cardiff, UK

概述

- 大多数伤口很容易愈合，但所有伤口都有发展为慢性伤口的可能。
- 伤口治疗成功的关键在于根本病因的诊断和治疗，这需要医师掌握详尽的病史资料，并对伤口进行仔细评估。
- 特定的伤口需接受特异性诊断，以明确伤口的状态。如感染伤口或是清洁伤口，可愈合伤口或无法愈合伤口。
- 许多局部和全身因素可能会阻碍伤口的愈合，应在允许的情况下明确和纠正这些问题。
- 即便处理得当，也会有一小部分伤口难以愈合。对于难以愈合的病例，应以改善患者的生活质量和预防并发症为治疗目标。

绝大多数伤口，无论病因是什么，基本都可以痊愈（见第2至第4章）。当然，某些因素会影响伤口的愈合，但如果处理得当，这些因素并不会影响伤口的愈合。相比之下，常见的大多数慢性伤口只有在基础疾病得到充分治疗后才会愈合（见第5至第8章）。即便采用了最佳疗法，但仍有少数伤口是无法愈合的。这些伤口的治疗目的不是愈合，而是控制症状和预防并发症。

一、创伤患者的治疗方法

在治疗创伤患者前，最重要的是做好诊断假设。一定要获知患者详细的临床病史，对伤口及其周围皮肤和（相关的）肢体进行检查，并进行其他适当的检查。目的是确定受伤的

慢性伤口的并发症

- 形成窦道。
- 形成瘘管。
- 未被发现的恶性肿瘤。
- 溃疡基底恶性转化（马乔林溃疡）。
- 骨髓炎。
- 周围关节挛缩和畸形。
- 系统性淀粉样变。
- 异位钙化。
- 多种耐药病原体定植导致抗生素治疗无效。
- 贫血。
- 败血症。

原因和可能阻碍愈合的因素；为了辅助治疗，应该定期进行伤口评估来监测伤口愈合进展。

临床病史

- 溃疡持续时间。
- 先前有无溃疡。
- 创伤史。
- 溃疡家族史。
- 溃疡特征：①位置；②疼痛程度；③气味；④渗出液 / 溢液。
- 基础性疾病包括：①糖尿病；②周围血管疾病；③缺血性心脏病、脑血管意外；④神经病变；⑤结缔组织疾病，如类风湿关节炎；⑥静脉曲张；⑦深静脉血栓形成。
- 有静脉或动脉手术史。
- 吸烟。
- 药物治疗。
- 对药物和敷料过敏。

伤口处理的一般原则

- 对造成伤口的根本原因进行诊断和治疗。
- 找出阻碍愈合的因素并纠正。
- 清洗伤口（慢性伤口用干净的自来水，急性伤口用无菌水或生理盐水）。
- 清除坏死组织和碎屑。
- 选择适合伤口渗出量的敷料（见第13章）。

　　进行系统的伤口评估有助于伤口治疗。以下每个因素都是伤口评估的一环。

（一）伤口的位置

　　伤口的位置可能有助于诊断。糖尿病足溃疡通常在引起血压分布异常的足部结构紊乱区域出现；静脉性溃疡多发生在绑腿区；对于偶尔出现在特殊位置的非愈合性溃疡，应考虑恶性的可能。

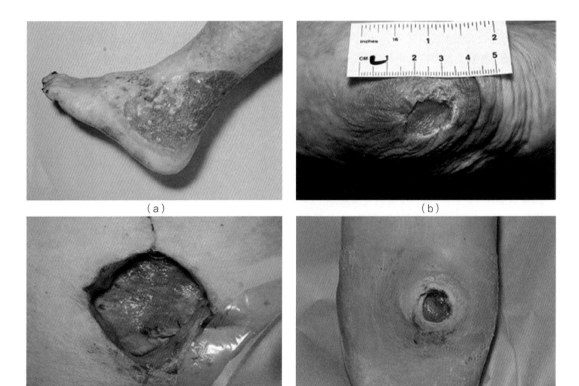

（a）　　　　　　　　　　　　　　　　（b）

（c）　　　　　　　　　　　　　　　　（d）

图 1-1　常见的慢性伤口类型

（a）下肢静脉性溃疡；（b）压力性损伤；（c）术后伤口裂开；（d）糖尿病足溃疡。

表 1-1　溃疡的原因

溃疡的原因
血管疾病（静脉炎、动脉炎、淋巴管炎、血管炎）
神经病变（如糖尿病、脊柱裂、麻风病）
代谢性疾病（如糖尿病、痛风）
结缔组织病（如类风湿关节炎、硬皮病、系统性红斑狼疮）
坏疽性脓皮病（通常反映为全身性疾病）
血液病（红细胞疾病，如镰状细胞病；白细胞疾病，如白血病；血小板疾病，如血小板增多）
异常蛋白血症（如冷球蛋白血症、淀粉样变性）
免疫缺陷［如人类免疫缺陷病毒（human immuno-deficiency virus, HIV）、免疫抑制疗法］
肿瘤（如基底细胞癌、鳞状细胞癌、转移癌）
传染病（细菌、真菌、病毒）
脂膜炎（如脂质渐进性坏死）
创伤（如压力性损伤、辐射损伤）
医源性（如药物）
人为性皮炎——自己造成的伤口
其他（如结节病）

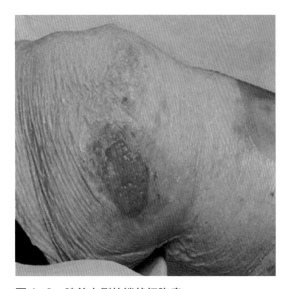

图 1-2　膝盖内侧的鳞状细胞癌

慢性腿部溃疡罕见发病部位。

（二）伤口大小

　　首次就诊时应对伤口大小进行评估，并在此后定期检查治疗效果，记录愈合情况。最简单的方法是用尺子测量伤口的尺寸（最长长度和垂直宽度）。伤口表面积可以用醋酸盐痕迹法来测量：将创面的边缘轮廓描画在标有 $1\ cm^2$ 刻度的透明醋酸酯板片上，然后用平面横轴上的最长直径乘以平面纵轴上的最长直径（对于近似圆形的伤口）；或者将伤口轮廓中所包含的小方格数量加在一起（对于不规则形状的伤口）。这些方法相对主观，可能不准确；患者的姿势、身体曲度或四肢的纤细度也会影响手术的准确性。更复杂的方法包括使用数字化面积测量软件或激光技术，但这些都需要使用专业设备并对操作者进行培训；应尽可能采用临床影像技术。

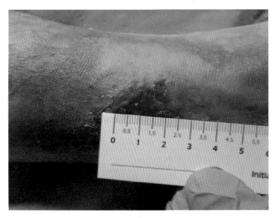

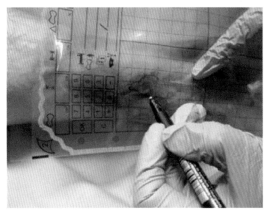

图 1-3　伤口大小的测量方法

（a）用尺子测量伤口；（b）醋酸盐痕迹法测量伤口。

表 1-2　实验室检查

检查	基本原理
血红蛋白	贫血可能会延缓愈合，也是营养不良的一个指标（如铁、维生素 B_{12} 或叶酸缺乏）
白细胞计数	计数高表明可能感染 计数少表明可能营养不良
血小板计数	血小板减少说明可能有骨髓抑制，出血风险增加 血小板增多可导致小血管血栓形成增加
红细胞沉降率、C 反应蛋白	感染 / 炎症的非特异性标志物；用于感染性 / 炎性溃疡的诊断和监测治疗
尿素和肌酐	尿素含量高会阻碍伤口愈合 使用抗生素时肾功能正常与否很重要
清蛋白	蛋白质流失会延迟愈合
葡萄糖，血红蛋白 A1C	糖尿病
自身免疫疾病标志物，例如类风湿因子、抗核抗体、抗心磷脂抗体、狼疮抗凝物	提示类风湿性疾病、系统性红斑狼疮和其他结缔组织疾病
冷球蛋白血症、冷纤维蛋白原、凝血酶原时间、部分凝血活酶时间	血液疾病
抗凝血酶Ⅲ、蛋白 C、蛋白 S、莱顿第五因子	血管血栓形成
血红蛋白病的检查	镰状细胞贫血、地中海贫血
HIV 状况	卡波西肉瘤
血清蛋白电泳，本周蛋白	骨髓瘤
尿液分析	用于结缔组织病
伤口拭子	并非常规检查。用于溃疡形成时（与感染不同），或只在出现感染的临床症状时采用

表 1-3　部分伤口类型的典型位置

位置	溃疡的类型
腿部绑腿区域	静脉性溃疡
骶骨、大转子、脚跟	压力性损伤
足背	动脉性溃疡、血管性溃疡
胫骨	糖尿病脂质渐进性坏死、外伤性溃疡
外踝	静脉性溃疡、动脉性溃疡、压力性损伤、羟基脲诱导性溃疡
足底、脚、脚趾的侧面	糖尿病足溃疡
阳光直晒区域	基底细胞癌、鳞状细胞癌

表 1-4　伤口边缘特征

边缘	溃疡类型
透明	上皮化溃疡
白色	浸渍性溃疡
斜坡状	静脉性溃疡
穿孔状	动脉 / 血管炎性溃疡
平铺状	基底细胞癌
隆起 / 增厚	鳞状细胞癌
侵蚀状	压力性损伤及溃疡、肺结核、梅毒
紫色 ± 不规则边缘	坏疽性脓皮病或其他炎症性疾病（如血管炎）

（三）伤口的深度

在常规临床实践中，精确测量伤口深度的方法通常不实用或无法采用。但是，医师仍需要估测伤口的最大深度，以评估受伤范围。底部有空腔的伤口必须通过指检或探针检查，以确定窦道和瘘管的深度和范围。应在空腔和窦道中填塞适当的敷料，以促进愈合。伤口底部有空腔或口径狭小的窦道时很难进行包扎，可行床旁开放治疗，便于引流和包扎。有多个窦道或瘘管的伤口应转移到手术室治疗。

（四）伤口边缘

尽管伤口边缘无法指示疾病性质，但检查伤口边缘可能有助于根据临床病史确定病因。愈合中的伤口边缘都呈薄而晶莹的锥形。下肢静脉性溃疡的边缘一般呈轻度斜坡状；动脉性溃疡边界清晰，呈"穿孔"状；边缘卷曲或外翻时应怀疑恶性肿瘤。对任何可疑的伤口边缘应进行活体组织检查。

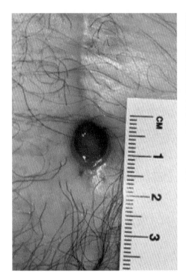
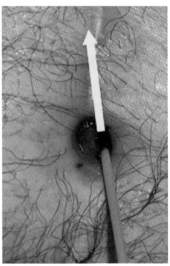

图 1-4　伤口深度的测量方法

（a）一个小的腹部伤口；（b）通过探针检查，伤口实际深度为向头侧方向延伸 2.5 cm。

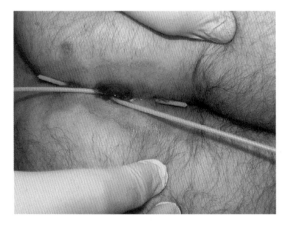

图 1-5　藏毛窦伤口之间互通

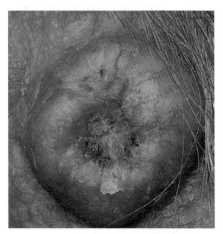

图 1-6　鳞状细胞癌，边缘隆起

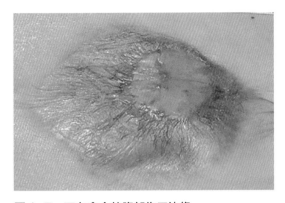

图 1-7 正在愈合的腹部伤口边缘
新的瘢痕组织正在生成，原始伤口的大小清晰可见。

（五）伤口床

　　粉色的健康肉芽组织形成是愈合的标志。非健康肉芽组织呈暗红色，通常有接触性出血，表明可能存在伤口感染。肉芽组织过多或肉芽过度增生可能是难愈性伤口的标志，或表明可能存在伤口感染。可采用硝酸银烧灼的方法或局部应用类固醇制剂来治疗。可以通过观察伤口基底组织的状态来预估愈合期的长短，并判断有无并发症风险。例如，伤口底部露出骨头可能意味着愈合时间较长，有出现骨髓炎的风险。

（六）坏死组织、腐肉和焦痂

　　伤口床上可能覆盖着非健康坏死组织，可分为坏死（死亡）组织、腐肉（免疫细胞和碎屑，通常呈奶油色或黄色）或焦痂（呈黑色的干燥坚硬的坏死组织）。伤口坏死程度是衡量伤口状态的指标。可以根据严重程度将组织坏死分为四个等级：过度（＋＋＋）、中度（＋＋）、轻微（＋）和无（－）。由于坏死组织容易滋生病原生物，会导致伤口愈合缓慢，应采用清创术清除坏死组织。

（七）周围皮肤

　　伤口周围皮肤能为诊断病因提供线索。例如，周围皮肤能呈现出慢性静脉功能不全的特征（见第 6 章）。伤口引发蜂窝织炎时应使用全身抗生素治疗。伤口引发皮肤湿疹时需要用强效局部类固醇制剂治疗。周围皮肤浸渍说明敷料不能控制伤口渗出，可能需要频繁更换敷料或改变敷料类型。伤口周围的胼胝（硬化皮肤），以及神经病变性足溃疡（如糖尿病足溃疡）上附着的胼胝必须清除（见第 5 章）。

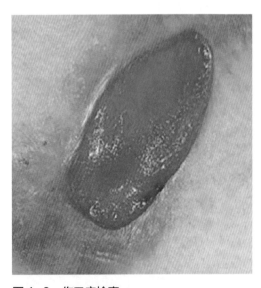
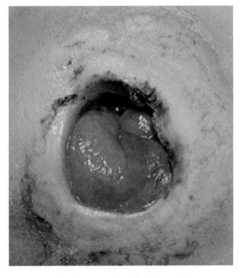

图 1-8 伤口床检查一
（a）化脓性汗腺炎切除后生成的健康肉芽组织；（b）糖尿病足溃疡中非健康肉芽组织。

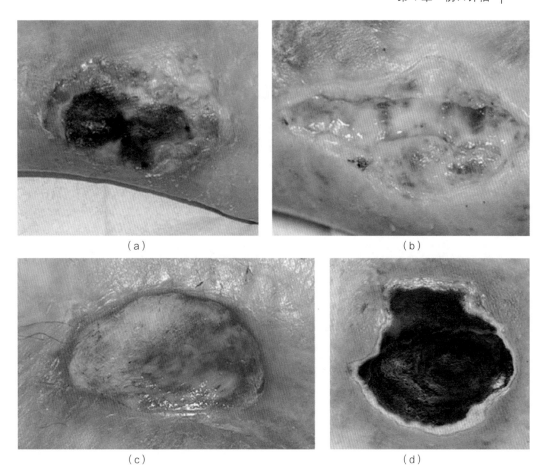

（a）　　　　　　　　　　　　　　　（b）

（c）　　　　　　　　　　　　　　　（d）

图 1-9　伤口床检查二

（a）坏死组织；（b）腐肉；（c）纤维蛋白（瘢痕组织）；（d）焦痂。

伤口清创方法

- 锐器清创——在床旁使用手术刀或刮匙清创。
- 外科手术清创——在手术室使用锐器或水动力清创术（高功率水流）。
- 自溶性清创——用保湿敷料促进机体自发清创。
- 生物清创——幼虫（蛆虫）疗法。
- 酶清创——应用不广泛；发展中国家会使用木瓜皮或香蕉皮。
- 机械清创——湿 - 干敷料、清创垫或擦拭巾。
- 超声清创——将低频超声作用于伤口床处。

（八）感染

所有开放性伤口上都会有细菌定植。只有在出现临床感染症状或感染控制不力时，才需要进行细菌培养［例如，抗甲氧西林金黄色葡萄球菌（methicillin resistant staphylococcus aureus，MRSA），分泌杀白细胞素（panton-valentine leukocidin，PVL）的金黄色葡萄球菌］。伤口感染的典型症状是发热、发红、肿胀和疼痛。其他症状包括渗出液增多、愈合延迟、接触性出血和肉芽组织异常。应根据微生物学检查结果和局部耐药模型试验来指导抗菌药物治疗（见第 9 章）。

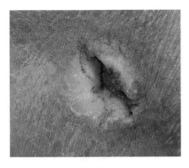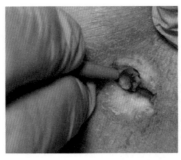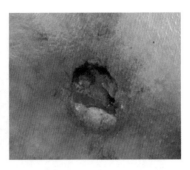

图 1-10   锐器清创过程

（a）清创前，压力性创伤处已形成大量腐胝组织；（b）床旁操作，使用环形刮匙进行锐器清创；（c）所有的腐胝已被移除，可见健康的出血组织。

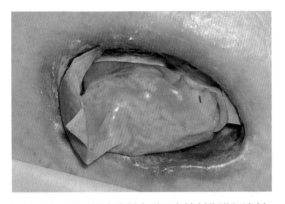

图 1-11   采用蛆虫清创术对压力性创伤进行清创

（九）伤口渗出液

失去皮肤屏障会造成水分流失，伤口处会有渗出液。根据渗出液的多少，通常分为大量（敷料浸透，＋＋＋）、中等（敷料潮湿，＋＋）或极少量（敷料干燥，＋）三个等级。湿润的（相对于干燥）伤口环境有助于伤口愈合，但渗出液过多可能是由伤口感染或伤口部位水肿引发的，可能会延迟愈合。渗出液会浸渍伤口周围皮肤，对伤口造成进一步的破坏。应使用湿度适宜的敷料来控制渗出液流出，并针对伤口感染采取治疗措施。附着在伤口的屏障膜可阻止渗出液进一步浸渍周围皮肤。患者坐位时，应将患者肿胀的腿抬高。

（十）气味

伤口感染、组织坏死和浸透的敷料会散发出恶臭。除了解决恶臭源头（如清理坏死组织，治疗感染），高吸附性敷料或活性炭

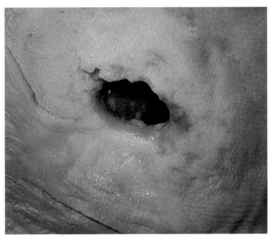

图 1-12   周围皮肤浸渍

敷料也能有效抑制臭味。局部用甲硝唑可有效治疗真菌性肿瘤引发的恶臭。

（十一）疼痛

疼痛是某些愈合伤口和难愈性伤口的特征。伤害性刺激和神经性刺激会引发疼痛。间歇性疼痛通常与拆除敷料或最近采用了新的敷料有关，需要在更换敷料前使用镇痛药。持续性疼痛通常由基础性疾病引起，包括心肌缺血、神经病、组织水肿、慢性组织损伤（如脂性硬皮病）、感染或瘢痕（如白色萎缩）。应对疼痛的性质和类型进行鉴别，采取恰当的治疗措施。可采用各类疼痛评估工具对疼痛的性质和严重程度进行评估。对于反应强烈或疼痛难忍的患者，转诊到局部疼痛小组（local pain team）或可得益。

二、难愈性伤口

难愈性伤口通常是指未能及时进入修复程序的伤口。此类伤口可能是由于医师的疏忽、业务不熟练、误诊或不恰当的治疗策略造成的。当然，应该承认的是，某些伤口会对促进愈合的治疗措施产生抵抗力，并考虑改变治疗的最终目标。遇到此类情况，首要的是以提高患者的生活质量为治疗目的。

生活质量

几项研究表明，难愈性伤口患者的生活质量会下降。包括频繁换药或规律性换药在内的多种因素扰乱了患者的日常生活，导致患者睡眠不足、行动受限、出现疼痛，伤口感染、散发恶臭，多重用药对患者身心也会产生影响。自理能力丧失伴随功能衰退，即使程度很轻，也会全面影响患者的身心健康。身体功能的改变体现在饮食习惯改变、患抑郁症、社交孤立和运动逐渐减少等方面。许多难愈性伤口患者会抱怨在情绪、财务、身体健康、日常活动、朋友关系和休闲活动方面遇到困难。

难愈性伤口的共同特征

- 没有健康肉芽组织。
- 伤口床处有坏死组织和非健康组织。
- 渗出液过多且存在腐肉。
- 血液供应不足。
- 无法进行上皮再生。
- 周期性疼痛或持续性疼痛。
- 伤口反复破裂。
- 临床或亚临床感染。

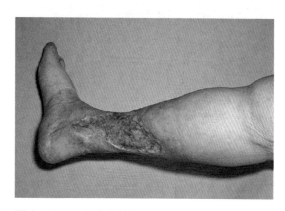

图 1-13　一个难愈性伤口

下肢静脉性溃疡已超过 10 年，尽管采用最佳治疗手段但仍未愈合。

表 1-5　阻碍伤口愈合的因素

局部因素	全身因素
血液供应不足	年龄较大，缺乏运动
皮肤张力增加	肥胖
组织活动度受限，例如瘢痕阻碍伤口愈合	吸烟
手术处理不当	营养不良
伤口裂开	缺乏维生素和微量元素，如维生素 C 缺乏症
静脉引流不畅	全身恶性肿瘤和绝症
伤口处有异物和异物反应	各种原因导致的休克
伤口有微生物定植并出现感染	化学药物疗法
局部活动过度，例如关节超伸	免疫抑制剂药物，如糖皮质激素
既往做过放射疗法	中性粒细胞遗传病，如白细胞黏附缺陷症
	巨噬细胞活动受损（软斑病）

溃疡愈合并非总是影响生活质量。医师在治疗的同时应兼顾患者的想法。通过遏止伤口散发恶臭、抑制伤口渗出、阻止疼痛蔓延能够改善患者的生活质量。此外，优化慢性伤口的治疗方法可减少换药频率，进一步提高生活质量。在个别情况下，如慢性腿部溃疡患者，由于其伤口难以愈合且伴有多重并发症，严重影响了患者的生活质量，需要考虑截肢等极端治疗手段。

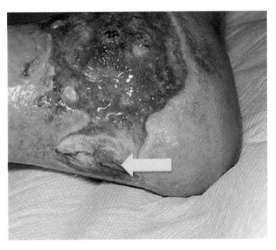

图 1-14　伤口底部的坏死肌腱（箭头所示）

延伸阅读

Falanga, V., Lindholm, C., Carson, P.A. et al. (eds.) (2012). Text Atlas of Wound Management, 2e. London: Informa Healthcare.

Frykberg, R.G. and Banks, J. (2015). Challenges in the treatment of chronic wounds. Advances in Wound Care 4 (9): 560–582.

Leaper, D.J., Schultz, G., Carville, K. et al. (2012). Extending the TIME concept: what have we learned in the past 10 years? International Wound Journal 9 (Suppl.2): 1–19.

Wounds UK (2018). Best Practice Statement: Improving Holistic Assessment of Chronic Wounds. London: Wounds UK.

第 2 章 | **创伤性伤口**

Steven L.A. Jeffery[1,2,3] *and Stuart Enoch*[4]
[1] Royal Centre for Defence Medicine, Birmingham, UK
[2] Birmingham City University, Birmingham, UK
[3] Cardiff University, Cardiff, UK
[4] Directorate of Education and Research, Doctors Academy Group (Intl)

概述

- 创伤性伤口很常见，从轻微的上皮脱落（可在几天内自行愈合）、广泛组织坏死到脱套伤（需要复杂的手术治疗）都属于创伤性伤口。
- 了解伤口的损伤机制有助于指导伤口的治疗。
- 创伤性伤口都会受到一定程度的污染。对伤口进行适当清洗和清创可降低感染风险。
- 阶梯修复法是一种有效的伤口闭合方法。

自人类进化以来，人类不断遭受着各类创伤。公元前 5 世纪，希波克拉底（Hippocrates）主张用水或酒清洗伤口，实现了化脓性伤口的愈合。14 世纪初，盖德·肖利亚克（Guyde Chauliac）提出了 5 条伤口治疗原则，至今仍被广泛认同。

伤口治疗原则

- 去除异物。
- 连接断裂的组织。
- 维持组织连接。
- 保留器官物质。
- 预防并发症。

一、损伤机制

创伤性伤口除了涉及上皮组织（通常是外皮）的损失或损伤，也可能涉及下层结缔组织的损伤，有时伴有上皮损伤（如挫伤、脱套伤或挤压伤）。了解伤口的损伤机制有助于指导伤口治疗。创伤性伤口可分为浅表伤口或深层伤口、干净伤口或非干净伤口、污染伤口或无污染伤口，也可按照以下方法分类。

（一）擦伤

擦伤是由摩擦力引起的浅表性上皮伤口。如果伤口面积扩大，可能是体液流失导致。此时应清洗伤口，尽量减少感染的风险，还应清除表面异物（擦伤会留下难看的"文身"）。如果有必要，可以用非黏性敷料覆盖伤口处，尽量使其通过上皮再生最终愈合。

（二）撕裂伤

如果皮肤张力超过了组织的固有强度，就会产生撕裂伤。例如，当钝性外力超过关节凸出处（如肘关节或膝盖）皮肤的固有强度时，就会产生撕裂伤。撕裂伤边缘呈不规则状。组织损伤程度较小的伤口适合采用一期缝合。在某些情况下，例如，呈简单线形的撕裂伤或胫骨前撕裂伤，可使用胶条（如Steri-Strips™）闭合伤口。如果可预见伤后水肿，则不建议进行伤口的一期缝合。因为伤口缝合会增加伤口的组织张力，最终导致伤口破裂。

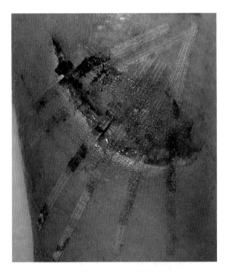

图 2-1　用胶条闭合胫骨前裂伤

（三）穿透伤

锋利的尖头（如钉子、子弹）会造成穿透伤，可能会导致皮肤和结缔组织的轻微创伤，但血管、神经和／或内部器官也许会出现更严重的损伤。所以伤口表面可能会造成一种损伤并不严重的假象，医师应对伤口进行充分的检查。穿透伤可能会将受污染的组织带入伤口深处。枪伤可能呈现穿透伤。

（四）挫伤

挫伤是仅次于严重钝挫伤或爆炸伤的大面积组织损伤。伤口处覆着皮肤可能最初看起来完好无损，但随后会出现皮肤坏死。挫伤处的皮下或肌肉可能存在大块血肿，如果血肿位于表面且不稳定，可将血肿及附着的坏死组织一起清除。可采用超声或磁共振成像扫描确认血肿是否被完全清除。大面积挫伤有感染风险及患筋膜室综合征的风险，前者需考虑使用抗生素预防开放性伤口感染，后者需行筋膜切开术保住患肢。

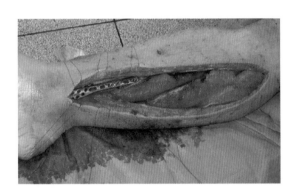

图 2-2　筋膜切开术伤口

（五）咬伤

咬伤的污染程度高、感染风险大，需要对其进行紧急特殊处理。咬伤造成的皮肤损伤类型有刺伤、撕裂伤、擦伤或综合型损伤。挤压伤可能会造成深层组织的损伤。人和动物的口腔中有大量的致病菌，因此咬伤有极高的感染风险。对咬伤伤口进行清洁、冲洗和清创时，请多加注意。由于存在感染风险，人们关注的重点在于何时应该闭合伤口，何时又应该保持伤口开放。目前普遍认为，对不超过 24 小时且污染程度小的浅表咬伤进行伤口闭合是相对安全的。人类咬伤有致病毒传播的风险，如乙型肝炎病毒或丙型肝炎病毒。请进行为期 1 周的抗生素治疗。此外，应确认患者是否出现破伤风症状，如有必要，进行预防性治疗。

表 2-1　咬伤的治疗

安全闭合	在检查和清创后保持开放
＜ 24 小时	＞ 24 小时
无感染迹象	已有感染迹象
浅表伤	深穿刺伤
轻度污染	严重污染
	挤压伤
	咬伤位于四肢、手部或足部

（六）撕脱伤和脱套伤

与爆炸伤类似，此类伤口的特点是皮肤和皮下组织与筋膜和肌肉组织脱离，贯穿于筋膜之间的血管破裂。医师应评估伤口组织存活的可能，切除坏死组织。注意，切勿在皮肤拉伸状态下闭合伤口，因为这一操作会进一步减少皮肤的血液供应。此类伤口尽量呈开放状态，并考虑采用负压伤口疗法（见第 13 章）。

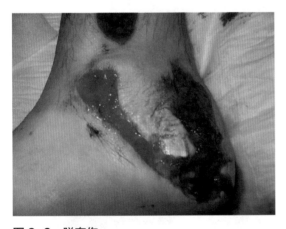

图 2-3　脱套伤

皮肤与底层组织撕裂。

（七）手术切口

手术切口造成的组织损伤最小，因为手术操作精确且在无菌环境中进行。控制出血和无菌操作可以减少感染风险，进而促进伤口愈合。根据伤口的缺损程度，如对于大面积的手术切口，可以通过二期愈合或延迟皮片移植来实现开放性愈合。

二、治疗

在确定伤口治疗方案前，应参考《高级创伤生命支持》（*Advanced Trauma Life Support*）对伤口进行分类和早期处理。伤口表面的动脉出血很容易辨认（呈鲜红色，呈喷射状）。但部分出血会隐藏在视线之外，例如，发生主动脉穿透伤后，患者可能会突发严重的失血性休克。所以需要在早期治疗阶段对血管进行仔细检查、修复或结扎。静脉出血呈暗红色，缓慢流动，通常可直接施压来控制静脉出血。毛细血管出血缓慢渗出呈亮红色。注意，大范围毛细血管损伤会导致休克。如果怀疑穿透伤和创伤性伤口会引发血管、神经或器官的损伤，应仔细检查。注意，可能需要对骨折伤进行清创，去除无血供组织和异物。

（一）创伤性伤口的污染与清创

所有创伤性伤口都包含各种杂质或污垢，其污染程度取决于受伤地点和受伤时间。刀伤伤口污染程度可能相对较小，但是在战场或农场受的刀伤难免受到严重污染。有破伤风风险的患者应接种破伤风疫苗（免疫球蛋白＋／－）。对伤口严重污染的患者，要进行广谱抗生素预防性治疗。伤口清创前，需用肥皂和清水清除伤口表面的颗粒物。

清创术的选择取决于伤口污染程度和可用的医疗资源。患者全身麻醉后，对大面积的伤口进行评估和清创。建议在手术室拍下伤口图片，以便后期无须拆掉敷料就可以计划下一步的治疗措施。3D 摄影技术在记录复杂伤口方面非常有用。对于四肢部位的伤口，可用止血带加压形成无血供区，然后清除污染物并切除坏死组织。

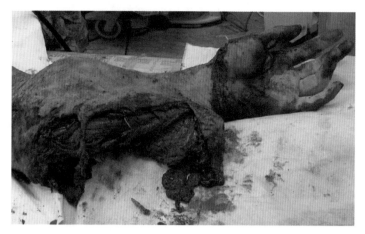

图 2-4　严重污染的伤口

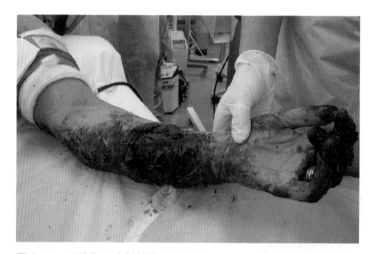

图 2-5　手臂伤口清创前放置止血带

　　清创术要分层进行："从表层皮肤开始，逐步深入。"皮肤边缘损伤最好用手术刀切除。对移动性强的组织，如脂肪和肌肉，尽量采用剪刀进行清创。对于很难用镊子取出的沙粒或外膜组织，最好采用水动力清创术进行清创。

　　大面积的复杂性伤口通常是不均匀的，一般会有很多藏污纳垢的空腔。污染物可能会进入深层组织。务必仔细检查每一个污染区域，进行清创治疗。清创完成后，用至少 3 L 的温盐水冲洗伤口，然后再覆上敷料。切勿进行高压冲洗。因为高压冲洗会加重组织损伤，而且会把异物冲到更深的组织中。

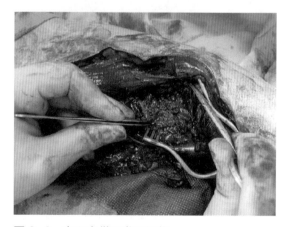

图 2-6　在无血供区发现污物

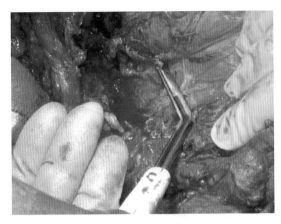

图 2-7　水动力清创术

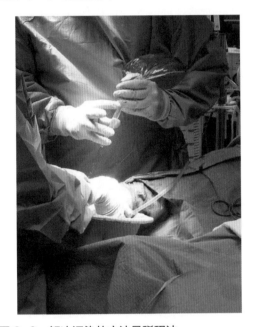

图 2-8　解决污染的方法是稀释法
清创后，应该用温盐水对伤口进行彻底冲洗。

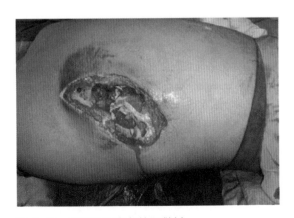

图 2-9　清理伤口准备使用敷料

（二）伤口闭合

"阶梯修复法"是一种闭合伤口的有效方法。虽然简单的疗法最安全，但可能无法达到最佳疗效。阶梯越高，代表伤口闭合的方法越复杂。复杂的疗法可能会得到更好的治疗效果。但是阶梯越高，失败的风险也就越大。此外，选择伤口闭合方法时还应考虑伤口自身因素，如伤口的位置、大小和损伤机制等；还要考虑患者因素，如合并症、预期效果、工作环境和休班时间等。也可进行替代治疗在修复伤口方面也有一定作用，如负压伤口疗法和真皮基质替代物（见第14 章）。

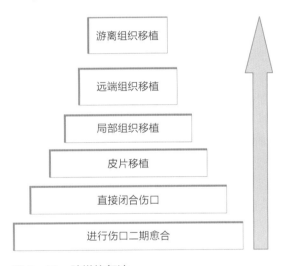

游离组织移植

远端组织移植

局部组织移植

皮片移植

直接闭合伤口

进行伤口二期愈合

图 2-10　阶梯修复法

1. 伤口闭合时机

对于干净整齐的伤口，可在受伤后 6 小时内进行安全闭合。除脸部、手部和会阴部外，其他部位的污染伤口在治疗初期均应呈开放状态。

2. 二期愈合

一些伤口可能需要保持开放状态进行二期愈合，如肉芽组织的形成、上皮再生和伤口收缩。敷料可作为伤口屏障优化愈合环境（如吸收过量的渗出液）。二期愈合过程缓慢，可能会造成瘢痕和挛缩。

3. 一期愈合

可以通过以下方法实现一期愈合（使伤口边缘对合）。

（1）可采用胶条缝合浅表伤口和肿胀伤口，降低伤口的感染率。

（2）被称为"强力胶"的甲基丙烯酸酯广泛用于皮肤缝合，尤其是头皮缝合。也可在皮内缝合后用于伤口边缘缝合。切勿用于边缘不整齐的深层感染伤口或咬伤。

（3）金属夹和缝皮钉是传统缝合的替代方法。虽然后期需要拆卸，但这种方法既可保证术后的美观效果，又可保证伤口的低感染率。一次性敷料价格昂贵，但是可用于长时间术后长条状伤口的快速缝合。

（4）手术缝合线可用于缝合伤口组织，以达到最佳愈合效果。缝合材料、缝合针或器械类型及缝合技术是一期缝合的三个重点考虑因素（见第3章）。可将聚氨酯胶黏剂薄膜敷料覆盖于伤口缝合处，以避免伤口感染。

4. 皮片移植

当皮肤缺损面积过大且不宜进行二期愈合时，可采用皮片移植。游离皮片移植是指首先从身体的其他部位取来组织，然后受体

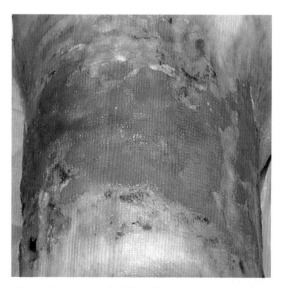

图 2-11　中厚皮片移植后供区愈合不良

部位自身依靠血运充足且状态良好的伤口床实现血运重建。中厚皮片移植包括表皮层和部分真皮层的移植。供体部位可通过上皮再生实现愈合。全厚皮片移植包括表皮和真皮的移植。因为供体部位需要进行一期愈合，所以可取皮片的大小有限。

5. 皮瓣

许多伤口不适合进行皮片移植，如骨折部位和暴露骨头或肌腱的伤口。因此必须采用阶梯修复法进行治疗，如皮瓣重建。皮瓣是一块组织部位，可以将皮瓣覆盖在伤口上。皮瓣可依靠自身的血管供应保持活性。皮瓣由多种组织类型构成，包括皮肤、肌肉、脂肪或骨骼。局部皮瓣可取自（如旋转或推出式移除）伤口的邻近部位。远端皮瓣有两种，带蒂皮瓣和游离皮瓣。前者移植时带有一根或多根血管，从而维持皮瓣的血液供应；后者与血液供应区分离，用显微外科技术将皮瓣与受体部位的血管相连接。

无论是皮片移植还是皮瓣移植，都需要移植供体组织。所以供区有患并发症的风险，如伤口感染、无法愈合或瘢痕形成。在自体可用组织不足时，如严重烧伤患者，可以采用同种异体移植（尸体或活体作为供体）或异种移植（动物供体，猪是最常用的物种）的方法。虽然这两种移植方式可能会导致宿主出现免疫排斥反应，但可作为伤口的临时覆盖物。

延伸阅读

Clasper, J.C., Standley, D., Heppell, S. et al. (2009). Limb compartment syndrome and fasciotomy. Journal of the Royal Army Medical Corps 155: 298–301.

Jeffery, S.L.A. (2009). Advanced wound therapies in the management of severe military lower limb trauma: a new perspective. Eplasty 21: e28.

Jeffery, S.L.A. (2016). The management of combat wounds: the British military experience. Advances in Wound Care 5 (10): 464–473.

Savage, J.M. and Jeffery, S.L.A. (2013). Use of 3D photography in complex-wound assessment. Journal of Wound Care 22 (3): 156–160.

Taylor, C.J. and Jeffery, S.L.A. (2009). Management of military wounds in the modern era. Wounds UK 5 (4): 50–58.

Surgical Wounds and Surgical Site Infection

第 3 章 | 手术伤口和手术部位感染

Rhiannon L. Harries[1], Jared Torkington[2], and David Leaper[3]

[1] Department of Colorectal Surgery, Swansea Bay University Health Board, Swansea, UK
[2] Department of Colorectal Surgery, Cardiff and Vale University Health Board, Cardiff, UK
[3] University of Newcastle upon Tyne, Newcastle upon Tyne, UK

概述

- 为了手术的正常进行，请用消毒剂对皮肤进行消毒后，在无菌环境下做手术切口。
- 现存多种可采用的伤口闭合方法。闭合伤口要考虑多种因素，包括伤口的位置、缺损面积大小、污染程度等。
- 多种耐药微生物可引发手术部位感染（surgical site infection，SSI）。此类微生物通常源自患者自身，与手术部位也有一定关系。
- 大多 SSI 是浅表性的，但深层感染可能会危及患者生命。
- 重点在于通过发现并处理风险因素来预防 SSI。

手术伤口是指为了便于手术，用手术刀或电凝钩等切割工具在患者身体上做的切口。切口的大小和位置取决于病因或损伤机制。为了减少术后瘢痕对外观的影响，请尽可能沿皮纹线（与真皮层胶原纤维的自然生长方向相吻合）做手术切口。

术后伤口成功愈合的标准

- 无血肿。
- 无感染。
- 皮肤准确对合。
- 伤口无张力对合。

一、分类

为了降低感染风险，在做手术切口前应使用消毒剂（如氯己定、聚维酮碘）对皮肤进行消毒。准备工作完成后，在无菌环境中做手术切口。可根据伤口的污染程度对手术伤口进行分类，这有助于预测后续伤口感染的风险及切口污染对伤口愈合的影响。

（一）清洁切口

无炎症或无感染迹象的清洁手术伤口。相关手术包括假体植入术、腹股沟疝修补术、乳房切除术、白内障手术和甲状腺切除术。由于胃肠道、泌尿生殖系统和呼吸道等部位的手术感染风险较高，所以此类手术切口不属于清洁切口。

（二）清洁 – 污染切口

有较高感染风险的清洁手术伤口。其中包括胃肠道、泌尿生殖系统或呼吸道（无溢液）的微创手术，以及耳科手术或妇科手术。如胆囊切除术（无胆漏）、子宫切除术和鼓膜置管术。

（三）污染切口

污染的手术切口，如胃肠道、泌尿生殖系统或胆道内容物及体液溢出污染。清洁区域的新鲜创伤也包括在内，如阑尾炎患者的结肠切除术和阑尾切除术。

（四）感染切口

出现粪便污染、异物、组织坏死、细菌性炎症或内脏穿孔的手术伤口。也包括污染部位伤口或非急性伤口（＞24 小时），例如，为治疗粪便所致腹膜炎而进行的脓肿引流术和剖腹术。

清洁切口感染的风险率为 0.5%～2.0%，感染切口为 40%。对于有污染切口和感染切口的患者，建议进行预防性抗生素治疗。在清洁术中，抗生素的用量是由外科医师自行决定的。不过，某些特定手术的抗生素用量有具体要求，如皮下埋植剂放置术。抗生素必须在麻醉诱导前 30 分钟给药，以实现最大疗效。抗生素的选择要依据对引发手术伤口感染的微生物的预判。

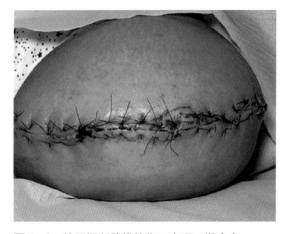

图 3-1　使用间断缝线使伤口实现一期愈合

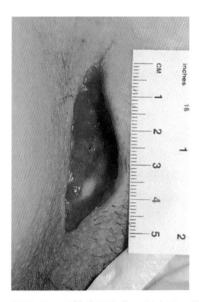

图 3-2　开放腹股沟伤口以实现二期愈合

二、伤口闭合

可通过一期愈合或二期愈合闭合手术伤口。

一期愈合：可通过创缘牵拉、皮片移植或皮瓣移植闭合伤口。通过创缘对合、消除空腔促进伤口愈合。谨慎处理表皮对合和创面外翻，以减少瘢痕形成。一期愈合适用于创缘无张力且血管完好的急性（＜24 小时）清洁伤口。

二期愈合：开放伤口，通过上皮再生和收缩实现闭合。二期愈合适用于创缘有张力的感染伤口。

如果没有感染迹象，可以在 48 小时内闭合感染伤口（即延迟一期闭合）。

（一）缝合

一期缝合通常采用缝合线。目前有多种缝合材料和缝合方法可供选择。理想的缝合材料具有高抗张强度、便于使用、结扎牢固且极少引起组织反应和细菌滋生的特点。应根据缝合线的材质和患者具体情况来选择缝合线。

缝合线分为可吸收型（如聚二氧乙酮、聚卡普隆、聚乳酸羟基乙酸）和不可吸收型（如尼龙、聚丙烯）。可吸收缝合线可以为伤口提供临时支撑，最后以不同的速率被身体吸收。由于此类缝合线无须拆除，一般用于儿童患者的体内缝合。不可吸收缝合线需要拆除，拆除时间取决于手术切口的位置。此类缝合线不能被人体吸收，而且随着时间的推移，一些缝合线会逐渐失去抗张强度。拆除缝合线时，为了避免感染，应防止缝线的外侧部分穿过皮下组织。

表 3-1 不可吸收缝线的拆除时间

缝线位置	天数
头皮和面部	3 ~ 4
上肢	7
下肢	7 ~ 10
关节突出部位	14
躯干	10 ~ 14

缝合线包括单纤维缝合线和多纤维缝合线。单纤维缝线由单一纤维制成，而且与多纤维缝线相比，它可抑制微生物定植，引起的组织反应更少。多纤维缝线是由多股单丝编织或搓捻而成，与单纤维缝线相比更易于处理。目前市面有售抗菌浸泡缝合线。

缝线尺寸以 0 的分数为规格来分类。面部皮肤缝合采用较细的缝线（如 5/0），躯干皮肤缝合采用较粗的缝线（如 2/0）。

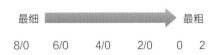

图 3-3 缝合线型号

以数字表示："0"号以上，数码越大，缝线越粗。

根据缝合针的针型和形状对其进行分类。缝合针的选择取决于缝合的组织类型、针具规格和易用性及外科医师的偏好。下面将根据针体的横截面形状对其进行分类。

不同的外科手术环节会使用不同类型的缝合针。由于针体易损坏，所以极少使用直针和弯针。角针有三条刃，其刃在针的凹面，适用于组织穿刺和皮肤缝合。反角针的刃部朝向针体凸面。圆针的针身呈圆形或锥形，且针尖较细，适用于穿刺或分离组织，也可用于缝合伤口。圆钝针的末端呈圆形，这样可以避免在缝合时分裂组织，适用于筋膜缝合。

缝合方法有很多种，缝合方法的选择取决于手术切口的位置、患者具体情况和外科医师偏好。缝合结束时，打结力度要适当，否则伤口可能会出现炎症，进而导致肿胀。

表 3-2 缝合线材料示例

缝合线	材料	合成 / 天然材料	多纤维 / 单纤维	可吸收 / 不可吸收
Monocryl®	聚卡普隆	合成	单纤维	可吸收，术后 90 ~ 120 天
Vicryl®	聚乳酸羟基乙酸	合成	多纤维	可吸收，术后 56 ~ 70 天
PDS®	聚二氧乙酮	合成	单纤维	可吸收，术后 180 ~ 210 天
Sofsilk®	蚕茧	天然	多纤维	可吸收，术后 2 年
Surgipro®	聚丙烯	合成	单纤维	不可吸收
Ethilon®	尼龙 - 聚酰胺	合成	单纤维	不可吸收

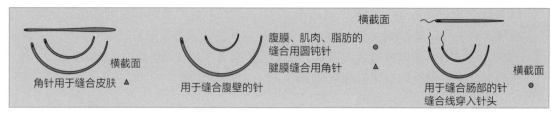

图 3-4   缝合针针型

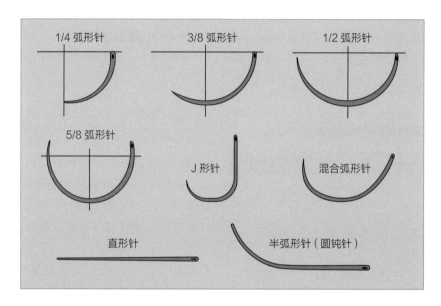

图 3-5   不同弧度的缝合针

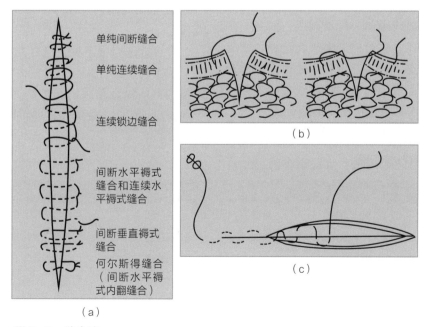

图 3-6   缝合法

（a）皮肤缝合法；（b）简单褥式缝合；（c）皮内缝合。

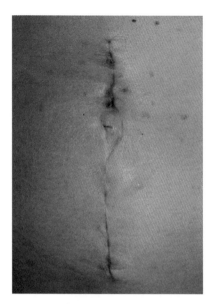

图 3-7　皮内缝合后愈合的剖腹术伤口

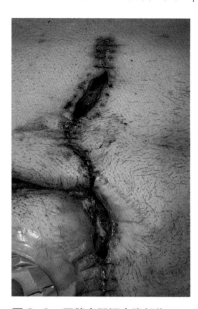

图 3-8　用缝合器闭合腹部伤口

（二）一期愈合的其他方法

也可以通过其他方法实现一期愈合，如手术缝合器、胶条或黏合剂。可以使用手术缝合器快速缝合较长的伤口（如剖腹术切口），但后期需要拆除。通常在肠吻合术、胃切除术和肺切除术中使用其他类型的缝合器。皮肤黏合剂（如氰基丙烯酸酯）可用于已经止血且易于吻合的局部伤口创缘处。只有在接触到水或含水的组织时，皮肤黏合剂才会由液态聚合形成粘胶。皮肤黏合剂也可以作为屏障，起到阻挡微生物渗透的作用。胶条适用于较小的浅表伤口，将其放置在伤口两侧的皮肤处，以黏合伤口。如果胶条受潮，其耐用性就会降低。皮肤黏合剂或胶条是闭合浅表撕裂伤的理想选择，尤其适用于儿童患者。

（三）敷料

应根据敷料的防细菌污染性能、透气性、防水性及是否利于伤口检查来选择术后敷料。为了避免拆除敷料时造成创伤，请选择低附着力的敷料。有些外科医师主张使用皮肤黏合剂以替代术后敷料。

三、手术部位感染

手术部位感染（SSI）是由多种耐药性微生物引起的，这些微生物通常来自患者本身，而且与手术部位相关。最常见的 SSI 病原菌是金黄色葡萄球菌，而假体材料（如关节置换或血管移植）感染主要是由具有多重耐药性的凝固酶阴性葡萄球菌引起的。由空气传播微生物、手术团队操作不当或器械消毒不佳等外源性原因引起的手术部位污染十分少见。

在接受开腹手术的患者中，至少有 5% 的人会发生 SSI。SSI 的程度既有出现伤口溢液的暂时性轻微感染（如开放疝术后），也有可危及生命的严重感染（如纵隔炎和胸骨伤口裂开）。SSI 与 1/3 的术后死亡病例相关。SSI 不仅会增加患者的住院时间，还会影响患者的生活质量，如伤口处留下明显的瘢痕。

SSI 耗费了大量的医疗保健成本。此外，国际媒体和政治运动组织针对 SSI 提出了广泛倡议，旨在通过消除伤口感染的风险因素来降低 SSI 的风险。

（一）SSI 的定义

使用范围最广且最全面的 SSI 定义是由美国疾病控制与预防中心（Centers for Disease Control and Prevention，CDC）提出的。但 CDC 只提供了相关的分类数据，而且这些数据并不能反映 SSI 的严重程度。SSI 大体可分为三类：浅表切口感染，感染位于表皮或皮下组织；深层切口感染，感染累及筋膜或肌肉；深层感染或器官间隙感染，如肺部术后的胸膜感染或肝切除术后的肝脏感染。大多 SSI 属于浅表感染，危及生命的深层感染或器官间隙感染较少见。

SSI 的术后监测同样至关重要。CDC 要求，软组织术后 30 天内、骨科和血管假体术后 1 年内都要进行 SSI 监测。门诊病例、快速通道病例的监测数据，以及术后增强机体恢复都会影响监测的准确性，而且监测主要根据住院患者的数据。大多数 SSI 通常出现在患者出院后的 8 ~ 10 天。

（二）SSI 的预防——其他证据和风险因素

其他潜在因素可能也会影响 SSI 的发病率。男性和老年患者的 SSI 发病率相对较高，同时肥胖也是一个重要的危险因素。临床经验显示，很多患者因素与 SSI 有关，包括吸烟、免疫抑制、营养和代谢因素，但尚未在临床试验中得到证实。

进行鼻腔净化（抑制鼻腔微生物）可降低耐甲氧西林金黄色葡萄球菌（MRSA）感染的风险。虽然此类方法还未得到广泛推广，但现有证据表明其可以降低 SSI 的发病率。有证据表明，口服和全身联合采用预防性抗生素的确可以降低选择性结肠切除术后的 SSI 发病率。机械性肠道准备并没有明显降低 SSI 风险，仍存在争议。备皮后，用 2% 乙醇加氯己定处理手术切口部位，可显著降低浅表伤口和深层伤口的 SSI 发病率。

鉴于致病菌的抗生素抗性持续增强，今后的临床试验及 SSI 的治疗中应重视抗菌敷

表 3-3　与手术部位感染有关的高风险因素

患者因素	患者特征：年龄、性别 吸烟 营养指数：包括肥胖 代谢因素：糖尿病、肝肾衰竭、低血红蛋白
术前因素	鼻腔清洁 机械性肠道准备 备皮（手术医师的手部及患者皮肤）
手术因素	既往手术史 消毒剂浸泡的手术洞巾 手术时长及复杂性 外科医师 失血 抗菌缝合线 透热疗法
术后因素	伤口和腔体的消毒灌洗 抗菌敷料 在监护室补充供氧
其他因素 （证据水平不同）	手术室环境 术前洗澡 手术室内穿着 尽量减少手术室内走动 禁止佩戴首饰和涂指甲油 手术衣及罩袍 伤口引流

注：以上感染相关因素需要经过充分的实验验证。

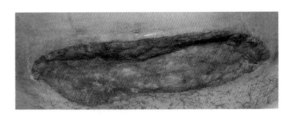

图 3-9　SSI 导致术后伤口裂开

此时伤口是清洁的，适合用负压伤口疗法进行治疗（见第 13 章）。

料的使用及伤口和空腔的预防性抗菌灌洗。目前，越来越多的证据表明使用抗菌缝合线可以减少 SSI，相关证据可见于清洁手术、假体手术、腹部手术和胸部手术。

（三）SSI 的治疗

治疗浅表 SSI 和深层 SSI 的关键是打开受感染区域和脓液引流。虽然可以进行延迟一期愈合或二期愈合，但是需要对开放性伤口进行特殊伤口护理，以实现二期愈合。在特定情况下，可以使用负压伤口疗法。在对浅表 SSI 和深层 SSI 伤口进行快速引流和清创时，大多数情况下无须给予抗生素。对局部蜂窝织炎或组织坏死伤口治疗时，应使用抗生素。对器官感染或间隙感染应更积极地清创，还需要对腹腔内脓肿进行经皮引流。因为血管移植、心脏瓣膜和假体关节的感染会引发特殊疾病，所以通常情况下需要移除感染的假体。

延伸阅读

Fry, D.E. (2002). The economic costs of surgical site infection. Surgical Infections 3 (Suppl 1): S37–S43.

Horan, T.C., Gaynes, R.P., Martone, W.J. et al. (1992). CDC definitions of nosocomial surgical site infections, 1992 : a modification of CDC definitions of surgical wound infections. Infection Control and Hospital Epidemiology 13: 606–608.

Kirk, R.M. (2010). Basic Surgical Techniques, 6e. London: Churchill Livingstone.

National Institute for Health and Care Excellence (NICE). (2008). Surgical site infections: prevention and treatment. www.nice.org.uk/guidance/ng125.

Scottish Intercollegiate Guidelines Network (SIGN). (2008). Antibiotic prophylaxis in surgery. www.sign.ac.uk/our-guidelines/antibiotic-prophylaxis-in-surgery/

Smith, F., Dryburgh, N., Donaldson, J. et al. (2013). Debridement for surgical wounds. Cochrane Database of Systematic Reviews 5 (9): CD006214.

第 4 章 | 烧伤

Jonathan J. Cubitt and William A. Dickson
Welsh Centre for Burns and Plastic Surgery, Swansea Bay University Health Board, Swansea, UK

概述

- 烧伤可由多种因素造成。火焰烧伤和烫伤分别是成人和儿童最常见的烧伤类别。
- 烧伤的严重程度与受累体表面积和烧伤深度有关。
- 深度烧伤通常需要外科治疗，以减少愈合时间，预防瘢痕增生。
- 烧伤引起全身症状，如体液流失和感染。
- 关键策略是要减少发生烧伤的概率。

烧伤是指热力作用于人体组织所致的损伤（热力烧伤、电烧伤或放射性烧伤）或由于酸碱的腐蚀（化学烧伤）而引起的组织区域坏死。在英国，每年大约有 25 万人被烧伤。其中有 10% 的人需要住院治疗，致命烧伤占 1%。每年大约有 200 人死于烧伤。

表 4-1 不同年龄段的烧伤病因

成人	儿童
火焰烧伤（48%）	烫伤（60%）
烫伤（33%）	火焰（25%）
接触性烧伤（8%）	接触性烧伤（10%）
电烧伤（5%）	电烧伤（2%）
化学烧伤（3%）	化学烧伤（2%）
摩擦性烧伤（2%）	晒伤（1%）
晒伤（1%）	

注：改编自英国烧伤协会发行的《严重烧伤应急处理》（*Emergency Managment for Severe Burns*）课程手册。

目前英国的烧伤服务系统由烧伤设备、烧伤部门和烧伤中心组成，能够处理各种类型的烧伤及日益加重的烧伤问题。转诊标准和转诊指南在英国烧伤协会网站（www.britishburnassociation.org/referral-guidance）公布，澳大利亚和美国也有类似指南网站（www.anzba.org.au；www.ameriburn.org）。

一、烧伤的机制

烧伤可由多种原因引起。

（一）热力烧伤

烧伤的严重程度与热源温度和暴露时间有关。

1. 火焰烧伤

火焰的温度很高，会造成深层 / 全层皮肤的烧伤。火焰烧伤通常由汽油、打火机燃液或燃气等助燃剂引发。

2. 烫伤

烫伤，即热流体的热量在皮肤上迅速传导，通常会造成局部皮层烧伤。烫伤占儿童烧伤的60%。

3. 接触性烧伤

接触性烧伤通常表现为四肢轻度烧伤。但对于那些无法摆脱伤害源的人，如儿童、老人、残疾人、患有某些疾病的人或因药物或乙醇而丧失行为能力的人，可能会造成严重烧伤。

4. 闪光烧伤

闪光烧伤是由挥发性物质的爆炸性引燃或电器短路引起的。即便暴露在高温下的时间很短，也会导致面部和上肢等未受保护的部位出现浅表烧伤。此外，闪光可能会点燃衣服，引起火焰烧伤。

（二）电烧伤

电烧伤的形式和程度与电压有关。

1. 低压电

通常低压电（家用或工业电压为240～415 V）的电源输入端（接触）和输出端会对患者造成深度烧伤。家用交流电通过心肌时可能导致心律失常或心搏骤停。

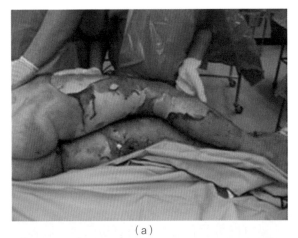

（a）

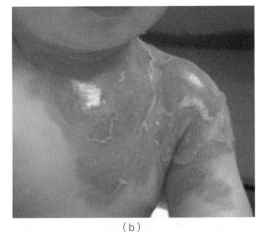

（b）

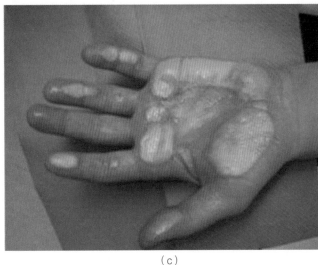

（c）

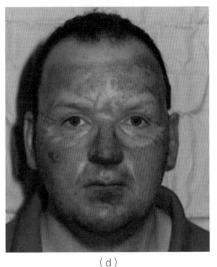

（d）

图 4-1　几种烧伤表现

（a）下肢Ⅲ度烧伤；（b）蹒跚学步的孩子"碰到桌边"时被（热茶）烫伤；（c）手掌接触性烧伤；（d）面部有闪光灼伤和红斑（注意皮肤褶皱处几乎无损伤）。

2. 高压电

通过高压输电电缆或在变电站、发电厂可接触到高压电（＞1 000 V）。电流通过人体时，会走电阻最小的通路，可能会造成无法看见的深层次的组织损伤，严重时可危及生命或四肢致残。

3. 闪电

闪电是一种超高压、高安培、放电时间短的电流，直接接触死亡率极高。

（三）化学烧伤

化学烧伤是指化学物质引起蛋白质变性而造成的组织坏死。

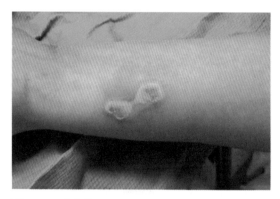

图 4-2　电烧伤

1. 酸

酸会导致皮肤凝固性坏死，形成坏死焦痂，从而限制烧伤的范围。此类烧伤会引发严重疼痛。酸烧伤的急救步骤之一是用大量的清水冲洗以稀释和去除化学物质。由于氢氟酸会阻断钙离子，氢氟酸烧伤会引起全身症状，所以需要尽快使用葡萄糖酸钙进行局部或全身治疗。

2. 碱

碱会引起液化性坏死，使碱渗透到组织深处。腐蚀性的家用清洁产品（如下水道疏通剂）或水泥引起的碱烧伤是最常见的。往往会因为患者出现疼痛的时间滞后而耽误急救，而引发更严重的组织损伤。与酸烧伤类似，碱烧伤需要用大量的清水冲洗。

（四）放射性烧伤

电离辐射会破坏蛋白质并穿透深层组织，从而引起皮肤烧伤。皮肤组织损伤程度与辐射波长和暴露时间成正比。紫外线辐射造成的晒伤是最常见的放射性烧伤。

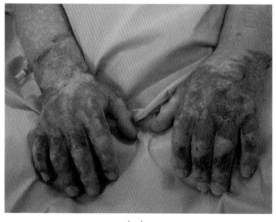
（a）

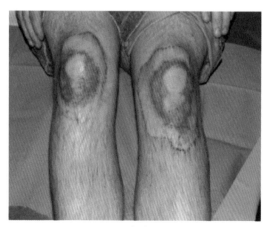
（b）

图 4-3　化学烧伤

（a）手被酸烧伤；（b）膝盖被碱烧伤。

二、烧伤评估

烧伤的严重程度与损伤体表面积和烧伤深度有关。伦德－布劳德表可用于评估体表面积百分比。头部与四肢的相对比例会随年龄增长而变化，儿童的头部所占比例要大于成人。随着烧伤面积的增加，烧伤引起的全身症状也会加重，从而导致死亡率升高。

可通过测定真皮余量来评估烧伤深度。评估烧伤愈合能力时应慎重。红斑表明表皮损伤，不涵盖在烧伤评估中。烧伤深度有两大类：Ⅱ度烧伤和Ⅲ度烧伤。

Ⅱ度烧伤可根据真皮的受损程度进一步细分。浅Ⅱ度烧伤（粉红色水疱，疼痛）延伸至真皮乳头层，深Ⅱ度烧伤（斑点状红色，疼痛较轻）延伸至真皮网状层。如果没有医疗干预，严重烧伤需要更长的时间来愈合，并留下严重的瘢痕。

Ⅲ度烧伤（白色或焦黑色皮质样）会损伤全层皮肤。此类烧伤除了在面积极小的情况下可以自愈，大多数情况下没有医疗干预是无法愈合的。

烧伤是不均匀的，同一创面下会有不同深度的损伤。烧伤伤口床处于动态变化之中，而且由于潜在病理损伤，伤口可能会进一步加深，因此需要在 48 小时后再次评估。

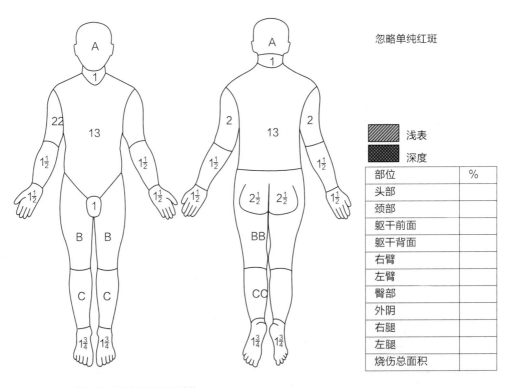

忽略单纯红斑

| | 浅表 |
| | 深度 |

部位	%
头部	
颈部	
躯干前面	
躯干背面	
右臂	
左臂	
臀部	
外阴	
右腿	
左腿	
烧伤总面积	

不同年龄对应体表面积百分比

部位	0 岁	1 岁	5 岁	10 岁	15 岁	成人
A 为头部的 1/2	$9\frac{1}{2}$	$8\frac{1}{2}$	$6\frac{1}{2}$	$5\frac{1}{2}$	$4\frac{1}{2}$	$3\frac{1}{2}$
B 为一侧大腿的 1/2	$2\frac{3}{4}$	$3\frac{1}{4}$	4	$4\frac{1}{4}$	$4\frac{1}{2}$	$4\frac{3}{4}$
C 为一侧小腿的 1/2	$2\frac{1}{2}$	$2\frac{1}{2}$	$2\frac{3}{4}$	3	$3\frac{1}{4}$	$3\frac{1}{2}$

图 4-4   伦德－布劳德表

伦德－布劳德表可用于评估烧伤程度（不同儿童的身体区域比例不同）。

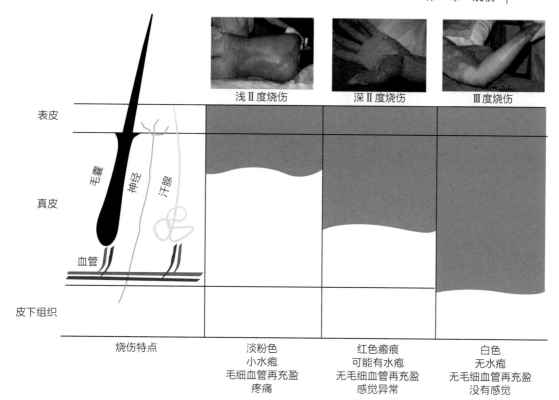

图 4-5　不同烧伤深度示例

烧伤深度与皮肤的横截面有关。

三、烧伤的处理

（一）紧急处理和急救

1. 清除

清除烧伤源：熄灭火焰，关闭电源，移开患者。

2. 评估

使用 ABCDEF 法评估损伤程度和治疗重点。

3. 冷却

用凉的流动自来水冷却烧伤部位 20 分钟（注意避免体温过低）。

4. 覆盖

用简单的临时敷料，如聚氯乙烯薄膜（"保鲜膜"）或无菌烧伤冷却凝胶覆盖烧伤部位。

烧伤处理方案

A 表示气道通畅并限制颈椎活动（Airway and C Spine Control）。

B 表示呼吸（Breathing）。

C 表示循环（Circulation）。

D 表示神经功能障碍（Disability）。

E 表示暴露及环境控制（Exposure and Environmental Control）。

F 表示体液复苏（Fluid Resuscitation）。

（二）创面处理

去除水疱和死皮，使用不伤皮肤的肥皂水和清水、无菌生理盐水或局部消毒溶剂清洗烧伤处。浅Ⅱ度烧伤仅用敷料即可痊愈。由于愈合时间长且会留下严重的瘢痕，深Ⅱ度烧伤和Ⅲ度烧伤通常需要手术治疗。

1. 敷料

非黏附性敷料，如石蜡纱布（如 Jelonet®）、氯己定浸润纱布（如 Bactigras®）、软聚硅酮敷料（如 Mepitel®）或高分子聚合物软敷料（如 UrgoTul®）通常与纱布或外科敷料层联合使用，可吸收伤口渗出液。水胶体敷料（如 Duoderm®）可吸收渗出液，同时为伤口愈合提供潮湿的环境。

其他可选择的敷料，如藻酸盐，可附着在伤口上，一旦伤口愈合就会脱离。这类敷料仅能粘住浅Ⅱ度烧伤的伤口。需要在24 ~ 48 小时内检查敷料是否附着于伤口之上，进而确定烧伤深度。大面积的浅Ⅱ度烧伤可以用人工真皮替代物（如 Biobrane®）治疗。它可以像藻酸盐敷料一样附着在伤口上直到伤口愈合。

含银敷料（如 Flamazine® 或 Flammacerium®）可用于深Ⅱ度烧伤，防止在等待手术或手术不力时感染。这类敷料应在烧伤科医师检查后使用，否则会使之后的烧伤评估更复杂。

2. 手术

通过外科手术将烧伤组织与健康组织分离。留下的伤口缺损可通过移植患者未烧伤部位的皮肤来修复。如果患者没有足够的皮肤可供移植，可以用遗体皮肤进行异体移植或人工皮肤作为临时生物敷料。混合深度烧伤可以使用酶清创术（如 Nexobrid®），尤其是手部这类重要功能部位，尽可能多地保留活真皮，减少瘢痕面积。

（三）吸入性损伤

吸入性损伤大大增加了烧伤的死亡率。面部烧伤、鼻毛烧灼和口咽部烟灰是出现吸入性损伤的指征。患者转移到烧伤科之前必须先由麻醉师进行评估，因为可能需要早期插管。支气管镜检查可用于评估吸入性损伤的严重程度，并清洗重症监护患者呼吸道内的烟尘和其他燃烧产物。

（四）环形Ⅲ度烧伤

Ⅲ度烧伤的皮肤失去弹性，会导致胸部呼吸窘迫或四肢血管损伤。此类烧伤应通过焦痂切除术来保障皮肤通气和肢体再灌注。该步骤需在转入专科治疗之前进行。相关问题应咨询烧伤科的建议。

（五）输液治疗

当成人烧伤面积超过 15%，儿童烧伤面积超过 10% 时，需要静脉输液治疗烧伤引发的全身症状。使用帕克兰公式计算所需液体的体积。烧伤后的前 8 小时给予 50% 液体，随后的 16 小时给予 50% 液体。

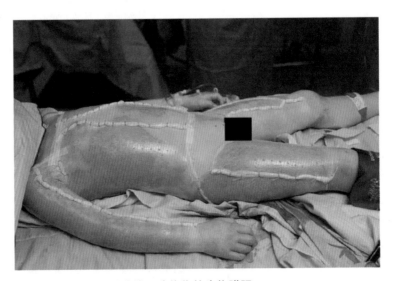

图 4-6　一套用于儿童浅Ⅱ度烧伤的生物膜服

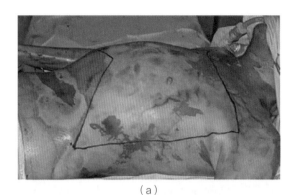

（a）

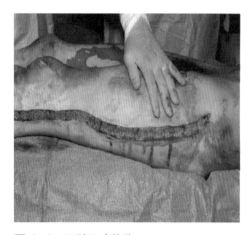

图 4-8　下肢Ⅲ度烧伤

下肢周围有一处Ⅲ度烧伤；行焦痂切除术以维持远端血管供应。

（b）

图 4-7　焦痂切除术

（a）躯干Ⅲ度烧伤造成的皮肤通气不良；（b）进行胸部焦痂切除术，以切除皮肤焦痂，保障通气良好。

应为患者插尿管，排尿量至少为 0.5 mL/（kg·h）。患者可能需要额外补充液体来保证尿量。除了复苏液外，患儿还需要维持液（4% 葡萄糖加 0.25% 生理盐水）以防止低血糖。

帕克兰公式

3 ~ 4 mL（哈特曼溶液）/kg（体重）/%（总体表面积）

四、烧伤并发症

烧伤的早期并发症包括感染和脓毒性休克综合征（尤其是儿童患者）。出院时，患者和家属应了解发病风险，确保患者出现此

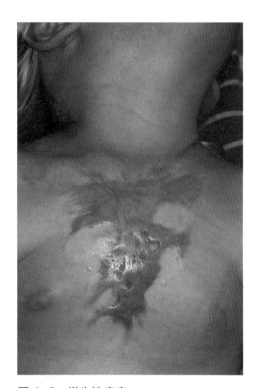

图 4-9　增生性瘢痕

类并发症时可以迅速寻求医疗帮助。烧伤伤口都有发生破伤风的可能性，确保患者接种疫苗，必要时需再次接种。

烧伤的晚期并发症包括增生性瘢痕和挛缩。需进一步外科治疗来提高患者身体功能，改善患者外观。

烧伤预防

烧伤的预防是关键所在。在过去 40 年里，英国在减少烧伤方面取得的重大进展包括通过建立相关法律法规降低衣服和家具的易燃性，限制烟花爆竹的贩售，并对易燃物和危险材料进行适当的标签化处理。

延伸阅读

British Burn Association. (2012). National Burn Care Referral Guidance. www.britishburnassociation.org/wp-content/uploads/2018/02/National-Burn-Care-Referral-Guidance-2012.pdf.

Herndon, D. (2017). Total Burn Care, 5e. Edinburgh: Elsevier Saunders.

Sood, R. and Achauer, B.M. (2006). Achauer and Sood's Burn Surgery: Reconstruction and Rehabilitation. Philadelphia: Elsevier Saunders.

Chapter 5 | **Diabetic Foot Ulcers**

第 5 章 | **糖尿病足溃疡**

Michael E. Edmonds[1] and Annie Price[2]
[1] Diabetic Foot Clinic, King's College Hospital, London, UK
[2] Cardiff and Vale University Health Board, Cardiff, UK

概述

· 糖尿病足溃疡临床上很常见，发病率和致死率都很高。
· 糖尿病足溃疡可分为神经病变性足溃疡和神经缺血性足溃疡，取决于肢体的血管状况。
· 清除胼胝是重要的处理步骤，可以显示出溃疡的范围，防止进一步损伤。
· 感染很常见。溃疡处如果能触及骨骼，通常有伴发骨髓炎的风险。
· 虽然治疗成功需要多学科协同努力，但溃疡复发也很常见。

糖尿病足溃疡极易感染，有极高的截肢风险，发病率和致死率很高。15% ~ 25% 的糖尿病患者患有足溃疡。如何预防足溃疡至关重要，需要综合护理、定期检查并对患者及其家属进行教育。

糖尿病足溃疡可分为两类：一种是足部神经病变性，又称神经病变性溃疡；另一种是足部缺血伴神经病变，即神经缺血性溃疡。这两种足部病变的区别在于有无外周动脉疾病引起的缺血。单纯的缺血性溃疡罕见，一般患者会感到疼痛而且伴发严重的缺血性足病。缺血可通过低血压指数［如踝肱压力指数（ankle-brachial pressure index，ABPI）< 0.9］确诊（见第 6 章）。

由于许多糖尿病患者有动脉中层钙化，需要人为升高踝部收缩压。此外动脉频谱多普勒检查也非常重要。正常的波形是随脉率搏动的。收缩期开始时为正向血流，紧跟着是一段短促的反向血流。舒张期时再次变为正向血流（三相）。但在动脉变窄的情况下，波形会显示正向血流减少，此现象称为"衰减"。当怀疑动脉钙化时，也可以通过检测脚趾血压和趾肱血压指数（toe-brachial pressure index，TBPI）确诊。对患有外周动脉疾病者，检测其皮肤灌注压和经皮氧分压有助于判断溃疡是否有愈合的可能。

床旁动脉灌注试验受患者个体变量和群体变量的影响，无法准确排除缺血的可能。要根据实际临床状况和愈合进程对结果进行分析。因此，临床上对正常值通常持不同意见，但一般认为 ABPI 为 0.9 ~ 1.3，TBPI > 0.75，多普勒波形为三相时，发生外周动脉病变的概率较小。

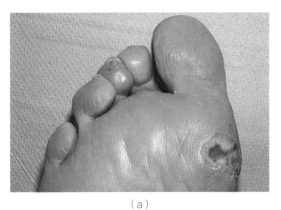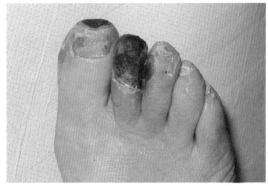

（a）　　　　　　　　　　　　　　　（b）

图 5-1　两种糖尿病足溃疡

（a）神经病变性足溃疡；（b）神经缺血性足溃疡。

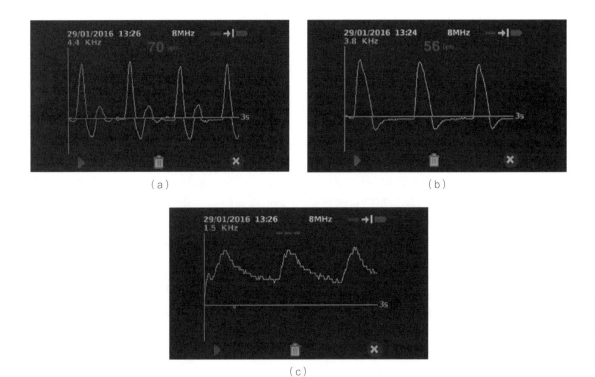

（a）　　　　　　　　　　　　　　　（b）

（c）

图 5-2　多普勒检查波形

（a）三相波形（正常）；（b）双相波形（一般正常）；（c）单相波形（异常，通常伴有低血压，除非有动脉钙化）。
来源：Huntleigh。

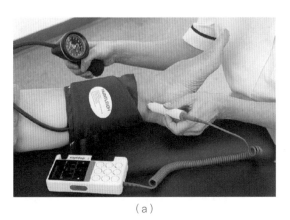
（a）

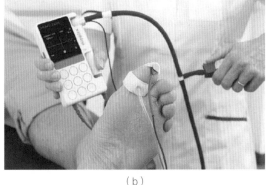
（b）

图 5-3　压力测试

（a）测量踝关节压力；（b）测量趾压。
来源：Huntleigh。

一、神经病变性足溃疡

　　神经病变性溃疡发病温和、脉冲明显、血液灌注良好。患处排汗减少、皮肤干燥、容易开裂。神经病变性溃疡通常发生在跖骨头下的足跖面或脚趾的足跖面。

　　溃疡形成最常见的原因是走路产生的机械力重复刺激造成的胼胝，这是神经病变性溃疡的重要溃疡前病变。如果胼胝太厚，会压迫下面的软组织，造成溃疡。如果胼胝下面有一层白色松软的湿润组织，表明足部有溃疡征兆，需要马上切除胼胝。如果不去除胼胝，其下面就会出现炎性自溶和血肿，从而造成组织坏死，形成一个充满组织液的空腔。空腔看起来像胼胝下的水疱，将其移除后，就会看到溃疡。

二、神经缺血性足溃疡

　　神经缺血性足溃疡有典型的足部发凉、脉搏血容量减少的症状。皮肤薄，有光泽但没有毛发；皮下组织萎缩。典型的缺血症状（如间歇性跛行和静息痛）会因神经病变而消失。神经缺血性溃疡常见于足部边缘，尤其是第一跖趾关节内侧表面和第五跖趾关节

外上侧。如果胼胝太厚，也可能会扩散到脚趾尖和脚指甲下面。

　　神经缺血性足溃疡前期的典型症状是皮肤出现红印，通常是由鞋子过紧或拖鞋，摩擦足部薄弱的边缘所致。缺血性溃疡的第一个征象是表面磨破后会出现水疱，然后会发展成浅溃疡，溃疡底部有零星的白色肉芽组织或附着黄色腐肉。

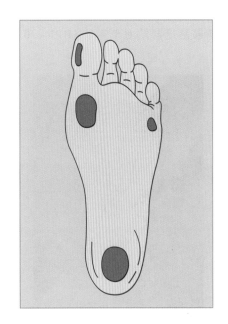

图 5-4　糖尿病足压力分布异常区域

足底溃疡最常见于趾下、第一跖骨头、第五跖骨头及足跟下。

预防糖尿病足溃疡

预防糖尿病足溃疡需要注意以下几个关键点：
1. 高危足的识别——由于存在神经病变，许多患者在溃疡病变前期抑或是溃疡发生时是无症状的。危险因素包括神经病变、外周动脉疾病、足部畸形、终末期肾病、截肢或有溃疡史。
2. 定期检查高危足——通常由足科医师进行，包括筛查风险因素和检查足部卫生（如趾甲护理）。
3. 与患者、家属和相关医疗保健专业人员做好沟通——患者和 / 或其护理人员应清楚如何保护双脚，做好监测，适时寻求帮助。
4. 检查鞋子的舒适度，确定鞋子是否合适，是否经常穿特殊的鞋子。
5. 危险因素的治疗——包括去除胼胝、治疗嵌甲、保护水疱（改编自 Schaper 等，2020）。

三、治疗原则

（一）阻止伤口恶化

神经病变性足溃疡周围的胼胝连同腐肉和坏死组织应进行手术切除。应对溃疡灶进行探查，以排除底层侵蚀和窦道。如果溃疡灶侵袭骨骼，说明可能有潜在的骨髓炎。应清洗溃疡灶并敷上合适的敷料。

对于神经缺血性足溃疡患者，应用锐器清创术清除溃疡灶中的腐肉和干燥的坏死物质。如果是足部缺血严重（ABPI < 0.5）的

患者，应慎用清创术，尤其注意不要损伤活组织。一些缺血性溃疡会形成一圈薄而透明的胼胝。这些胼胝会逐渐变干，继而变硬卷曲。胼胝可能会附着在敷料上，对下层组织造成损伤，因此需要去除胼胝。如果怀疑指甲下有溃疡，要轻柔地剪掉指甲或削掉指甲层，暴露溃疡灶并进行引流。尤其对于神经缺血性足溃疡者，有时采用蛆虫疗法进行清创。

负压伤口疗法可能有助于术后伤口的愈合（即手术清创后的伤口）。非感染性溃疡采用最佳治疗 4 ~ 6 周后仍不能愈合，建议

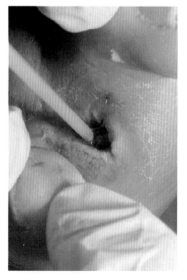

图 5-5 用探针检查溃疡

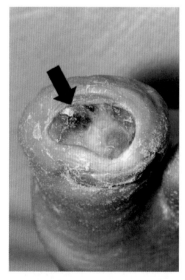

图 5-6 暴露的骨头（箭头处）提示有骨髓炎

骨髓炎

- 糖尿病足溃疡可能会并发骨髓炎。
- 感染型糖尿病足溃疡患者均应进行骨探针检测；如果溃疡底部可触及骨骼，则可能伴发骨髓炎。
- 要得到明确诊断，需在无菌条件下取骨组织并进行组织活检（经皮或手术），培养结果呈阳性。但该检测通常只在诊断不清晰或需要鉴定致病微生物时进行。
- 如果探针检测到骨骼，炎症标志物升高（尤其是红细胞沉降率和 C 反应蛋白）且 X 线检查呈典型阳性，则很可能有骨髓炎。
- 如果临床上高度怀疑骨髓炎，但 X 线检查正常，应使用磁共振成像（magnetic resonance imaging，MRI）或核素成像技术进行检查。如果需要手术，应制订手术计划。
- 患者可能需要进行长达 6 周的全身抗生素治疗，但如果在此期间情况没有改善，应考虑做骨培养和 / 或进行手术干预。

增加一些辅助治疗。其中包括采用蔗糖八硫酸盐敷料，自体白细胞、血小板和纤维蛋白多层贴片，异体胎盘膜移植和局部氧疗等方法。高压氧治疗也可用于血管重建后不能愈合的缺血性溃疡。

（二）器械治疗

对于神经病变性足溃疡，治疗关键点在于重新调节足底压力；而对于神经缺血性足溃疡，则是要保护足部脆弱边缘。半压缩黏合毡衬垫可分散压力，尤其对神经病变性足溃疡的小溃疡灶有效。全接触型石膏（无痛神经病变性溃疡的治疗选择）或预制石膏（如空气石膏或 Scotchcast boot 护具），可重新分配足底压力，是最为有效的方法。如果没有石膏浇铸技术，可以临时使用带缓冲鞋垫的成品鞋。神经病变性溃疡痊愈后，应为患者配备承托鞋垫和特制鞋子，防止复发。有时，在没有高压区域的情况下，现成的带缓冲鞋垫的超深矫形鞋就足够了。某些患者可以通过外科手术改变足底压力，如切除骨突起或肌腱延长术，从而获得更好的疗效。

由于神经缺血性足溃疡通常发生在足部边缘，一双只要够长、够宽、够深的高街风的鞋子，并能系上鞋带或绑带就可以了。另外，一双苏格兰靴或现成的宽大合脚的鞋子也是可以的。

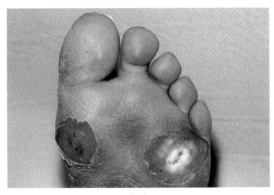
（a）

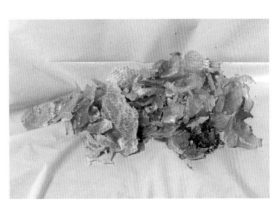
（b）

图 5-7　胼胝清创术

（a）胼胝清创术后足跖部可见溃疡；（b）清除胼胝数量。

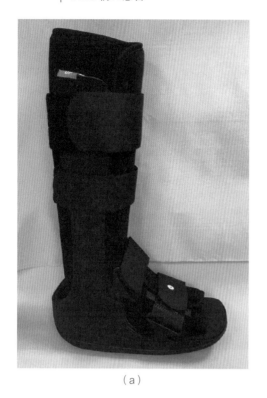

（a）

（b）

（c）

图 5-8　压力重分配

（a）跟腱靴；（b）定制鞋；（c）半鞋。

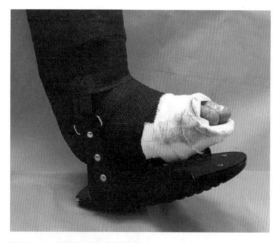

图 5-9　带有支架的石膏

一种带有支架的膝下浇注的石膏，可以减轻足部压力。

神经病变性足溃疡或神经缺血性足溃疡者都有患压力性溃疡的风险，特别是足跟部。足跟溃疡可以通过减压足跟保护器或减压踝足矫形器（pressure relief ankle foot orthoses，PRAFO）来缓解。足跟保护器内置的枕头式缓冲垫能提供一个柔软的支撑面，减少了足部在靴内的旋转摩擦。

（三）控制血流

患者出现严重缺血［ABPI < 0.5 或趾压为 30 mmHg（4 kPa）］时，需要通过彩色多普勒超声、计算机体层摄影（computed tomography，CT）血管造影或磁共振（magnetic resonance，MR）血管成像紧急进行血管成像检查。尤其是采用了最佳治疗措施但伤口仍未愈合的轻度或中度缺血者，以及进行普通床旁试验者，一定要进行影像学检查。影像学检查对于判断是否存在狭窄或闭塞，评估其是否适合血管成形术至关重要。如果病变区域面积太大，有必要进行血管成形术和动脉旁路术。

干性坏疽，尤其是趾部坏疽，通常是由腿部动脉粥样硬化狭窄导致的组织灌注不良

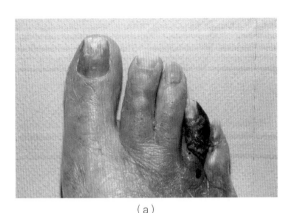

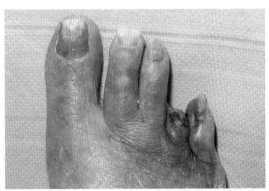

（a）　　　　　　　　　　　　　　　　（b）

图 5-10　坏死脚趾的处理

（a）坏死的脚趾；（b）坏死的脚趾已被切除。

局部伤口感染迹象

· 肉芽组织变得更松散。
· 溃疡基底部的粉红色健康肉芽组织变为淡黄色或灰色组织，而且变得很潮湿。
· 渗出液由清澈变为脓液。
· 散发臭味。

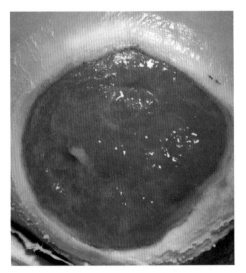

图 5-11　糖尿病足溃疡肉芽组织增生

糖尿病足溃疡的肉芽组织增生，可能是慢性感染的迹象。伤口床肉芽组织增生，呈红色海绵状，触及易流血。

和氧合不良继发的严重缺血引起的。理想情况下，缺血足部可通过血管成形术、旁路移植术或混合手术进行血管重建。手术通常包括膝盖上方的血管成形术和膝盖下方的远端旁路移植术，并切除坏死足趾。但是，若无法进行血管重建，脚趾可能会自行脱落。

（四）控制微生物繁殖

溃疡为细菌入侵提供了途径。其临床频谱范围从局部微生物定植到湿性坏疽。出现神经性病变和缺血时，炎症反应被削弱，感染的早期迹象可能很轻微。只有 50% 的伤口会在感染发作时伴有局部临床感染症状。

如果溃疡疑似感染，应将胼胝和组织碎片快速清创，然后立即做深部拭子和组织取样（非表面胼胝）进行微生物培养。开始可凭经验使用广谱抗生素治疗，包括针对革兰氏阳性菌、革兰氏阴性菌和厌氧菌的抗生素。一旦知道了致病菌和变应原，就应使用窄谱抗生素。此外，可能还需要采取紧急手术切除坏死的感染组织，或对足部感染迅速蔓延所产生的脓液进行引流。

若神经病变性足溃疡和神经缺血性足溃疡出现湿性坏疽会很难处理。感染性溃疡会导致脚趾和足部小动脉出现感染性血管炎，进而引发湿性坏疽。足部动脉管壁被病原生物浸润后会造成感染性血栓，继而阻塞管腔。

紧急手术干预的适应证

· 出现大面积感染性松弛组织。
· 局部有波动性且分泌脓液。
· 捻发音，X 线检查可见软组织间有气体。
· 皮肤变紫，提示有皮下坏死。

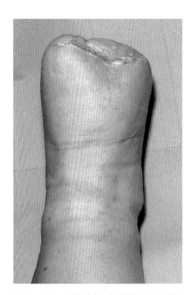

图 5-12　湿性坏疽导致前脚截肢

湿性坏疽可能需要手术治疗，有时需要截肢。神经缺血性足溃疡伴发的闭塞性动脉粥样硬化性疾病可能需要通过血管重建进行治疗。

（五）调节代谢

高血糖会阻碍伤口愈合，损害中性粒细胞功能。因此严格控制血糖尤为重要。非胰岛素依赖型糖尿病患者如果口服降血糖药控制欠佳，应开始使用胰岛素。高脂血症、高血压患者应积极治疗。患者应该戒烟。神经缺血性溃疡患者应使用他汀类药物和抗血小板治疗。血管紧张素转换酶（angiotensin converting enzyme，ACE）抑制剂可能对患有外周动脉疾病（无肾动脉狭窄）的糖尿病患者有效，可防止血管疾病进一步地发作。

（六）教育

要提醒失去痛觉保护的患者，注意防止脚部受到机械损伤、热损伤和化学损伤。告知患者溃疡护理原则，强调休息、穿鞋、定期使用敷料和经常观察感染迹象的重要性。患者必须知悉 4 个危险信号：肿胀、疼痛、肤色变化和皮肤破裂。

（七）治疗团队

糖尿病足治疗成功需要多学科团队的专业知识，确保提供快速咨询、早期诊断、及时治疗和综合护理。需对患者终身进行密切随访。这种统筹协作的医疗方法大大降低了糖尿病足溃疡患者截肢的比例。

多学科团队成员

· 足科医师。
· 内科医师。
· 专科护士。
· 矫形师。
· 营养师。
· 放射科医师。
· 血管外科医师。
· 整形外科医师。
· 微生物学家。

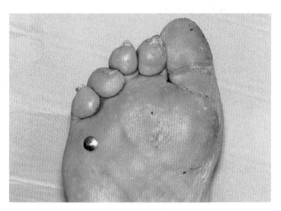

图 5-13　在神经性足病患者的脚上发现的图钉

四、沙尔科骨关节病（沙尔科足）

沙尔科骨关节病会破坏承重关节，破坏正常的足部结构，造成严重畸形，弱化足部稳定性。其特点是患者出现多处骨折、骨破坏和骨吸收。患者足内侧纵弓塌陷非常常见，会导致典型的"摇椅"足畸形。不过早期的诊断和干预可以预防沙尔科足畸形。

如果神经性病变患者在轻微创伤（如绊倒）后的几天内出现足部发热、红斑和肿胀症状，应考虑急性沙尔科骨关节病。不过患者往往意识不到有创伤存在。此外，神经性病变可能是轻微的小纤维神经病变，足部振动觉和轻触无损伤。

足部疼痛不影响沙尔科足的诊断。它可能会被误诊为蜂窝织炎、痛风或深静脉血栓。由于标准 X 线可能无法在早期检测到骨骼和关节损伤，因此很容易忽略沙尔科足的诊断。可以采用放射性同位素骨扫描来鉴别沙尔科足，最好将单光子发射计算机断层成像（single photon emission computed tomography，SPECT）与常规 CT 或 MRI 一起使用。

治疗方法是立即使用全接触石膏固定，限制活动，防止关节进一步破坏。可能需要固定 6 ~ 9 个月后关节的水肿和红斑才能消退。如果确实出现畸形，可能需要骨科重建（虽然相关的长期治疗数据非常有限）。

五、致谢

我们要感谢 Huntleigh 为我们提供多普勒评估图像和波形。

参考文献

Schaper, N.C., van Netten, J.J., Apelqvist, J. et al. (2020). Practical guidelines on the prevention and management of diabetic foot disease (IWDGF 2019 update). Diabetes/Metabolism Research and Reviews 36 (S1): e3266.

延伸阅读

Edmonds, M., Foster, A.V.M. (2014). Managing the Diabetic Foot, 3e. Oxford: Wiley-Blackwell.

Hinchliffe, R.J., Forsythe, R.O., Apelqvist, J. et al. (2020). Guidelines on diagnosis, prognosis and management of peripheral artery disease in patients with foot ulcers and diabetes (IWDGF 2019 update). Diabetes/Metabolism Research and Reviews 36 (S1): e3276.

Lipsky, B.A., Senneville, E., Abbas, Z.G. et al. (2020). Guidelines on the diagnosis and treatment of foot infection in persons with diabetes (IWDGF 2019 update). Diabetes/Metabolism Research and Reviews 36 (S1): e3280.

Rogers, L.C., Frykberg, R.G., Armstrong, D.G. et al. (2011). The Charcot foot in diabetes. Diabetes Care 34 (9): 2123–2129.

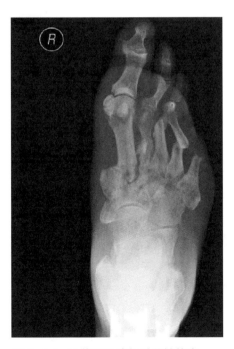

图 5-14   X 线显示沙尔科骨关节病
足中部有多处骨折，正常结构被破坏，也可以看到既往截肢。

Venous and Arterial Leg Ulcers

第 6 章 | **下肢静脉性溃疡与下肢动脉性溃疡**

Joseph E. Grey[1] and Girish K. Patel[2,3]

[1] Department of Clinical Gerontology, Cardiff and Vale University Health Board, Cardiff, UK
[2] Welsh Institute of Dermatology, Cardiff and Vale University Health Board, Cardiff, UK
[3] Cardiff University School of Biosciences, Cardiff, UK

概述

- 下肢溃疡有多种病因，最常见的是下肢静脉性溃疡。
- 下肢溃疡可能有双重病因或多重病因，尤其是老年患者。
- 可通过 ABPI 等常规检查对下肢溃疡患者进行评估，以确认是否存在外周动脉疾病。
- 下肢静脉性溃疡的主要治疗方法是压力疗法。对于某些患者来说，静脉手术也会对疾病治疗有所帮助。
- 所有的动脉疾病患者应进行血运重建。

约 1% 的成年人曾患腿部溃疡。65 岁以上人群的患病率高达 3.6%。多数腿部溃疡是由慢性静脉功能不全（45% ~ 80%）或外周动脉疾病（5% ~ 20%）引起的。在老年患者中，多达 20% 的腿部溃疡是由静脉疾病和动脉疾病联合引起的，即所谓的混合性溃疡。

一、静脉性溃疡

由慢性静脉功能不全导致的持续性静脉高压会引起下肢静脉性溃疡。在正常的静脉系统中，由于小腿肌肉泵的作用，机体运动时静脉压会由站立位的 100 mmHg（13.33 kPa）左右下降到 20 ~ 30 mmHg（2.67 ~ 4.00 kPa）。当小腿肌肉泵放松时，连接浅静脉循环和深静脉循环的交通支静脉瓣膜会阻止血液回流，浅静脉压保持较低水平。而瓣膜关闭不全会导致浅静脉压升高。在欧洲及北美地区，多达 10% 的人群患有先天性或继发性深静脉血栓导致的瓣膜关闭不全。其中 0.2% 的病例会发展为静脉性溃疡。40% ~ 50% 的静脉性溃疡是由浅静脉功能不全和 / 或交通支静脉功能不全引起的，但深静脉系统功能正常。

（一）临床特征

导致静脉性溃疡的风险因素极多。在这些因素中，复发性静脉性溃疡的风险率高达 70%。多数静脉性溃疡伴疼痛症状，通常可通过抬高腿部减轻疼痛（外周动脉疾病恰恰相反，抬高腿部会导致疼痛加重）。

95% 的静脉性溃疡位于腿部绑腿区，特发于足踝部周围。溃疡呈离散状或环绕状。溃疡面上常有纤维蛋白层与肉芽组织，且伤口边缘呈不规则状和缓坡状。大腿或足部的

表 6-1　静脉性溃疡和动脉性溃疡的特征

	静脉性溃疡	动脉性溃疡
病史	静脉曲张、深静脉血栓、静脉供血不足	病史提示外周动脉性疾病、间歇性跛行和 / 或静止痛
典型病发区	小腿内侧绑腿区	通常位于脚趾、脚部及脚踝以上的部位
伤口边缘	斜坡状	穿孔状
伤口床	常被腐肉覆盖	常被不同程度的腐肉和坏死组织覆盖
渗出液水平	通常渗出液水平高	通常渗出液水平低
疼痛	疼痛并不严重，除非伴有过度水肿或感染	即使在没有感染的情况下，也存在疼痛
水肿	通常伴有肢体水肿	水肿较少见
关联特征	静脉性湿疹、脂性硬皮病、皮肤萎缩、血铁黄素沉着	营养指数改变，可能存在坏疽
治疗	主要是压力治疗	血运重建

表 6-2　导致静脉性溃疡的风险因素

直接风险因素	间接风险因素
静脉曲张	导致深静脉血栓形成的风险
深静脉血栓形成	因素包括缺乏蛋白 C、蛋白
慢性静脉功能不全	S 和抗凝血酶Ⅲ
腓肠肌功能不良	静脉曲张家族病史
动静脉内瘘	也许包括溃疡形成前的轻微
肥胖	创伤史
下肢骨折病史	

溃疡很可能存在其他病因。

　　静脉性溃疡发作前，患者通常会出现压凹性水肿。压凹性水肿在夜间的症状会加重。红细胞外溢进入皮肤会导致铁血黄素沉积，表现为棕色的皮肤色素沉着。

　　长期静脉功能不全会导致皮肤病变。随着真皮组织及皮下组织的硬化和纤维化，外周水肿不再呈压凹性水肿。进行性纤维化会加重脂性硬皮病，即表皮更加脆弱、萎缩，汗腺毛囊丧失。严重的脂性硬皮病可能与白色萎缩有关。白色萎缩是指由真皮小血管闭塞导致出现白色角状瘢痕组织，同时伴低血流量及溃疡倾向。

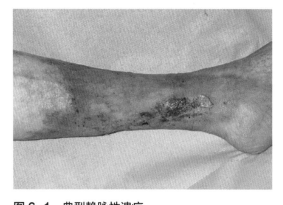

图 6-1　典型静脉性溃疡

伤口边缘不规则，呈斜坡状，位于下肢绑腿区。

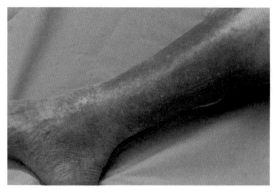

图 6-2　铁血黄素沉积引起的棕色皮肤色素沉着

上述皮肤病变通常会加重腿部的木质样硬结。最坏的情况下，硬结可能会呈倒置的香槟酒瓶状。腓骨肌泵的纤维化卡压可导致跟腱的进行性收缩，这将进一步阻碍静脉回流，加重静脉功能不全。静脉性（重力性）湿疹（红斑、脱皮、渗出和瘙痒）也非常常见，其症状与蜂窝织炎不同。除静脉性湿疹外，局部外用药物及敷料处皮肤会出现刺激性皮炎（由渗出液导致）及变应性接触性皮炎（变应原引发变态反应导致）。

（二）评估

静脉性溃疡的诊断主要基于上述临床表现。在进行压力治疗之前，应对所有的腿部溃疡患者或足部溃疡患者进行评估（如ABPI），以确定肢体的血管状态。提前评估有助于排除动脉性病因，确保压力疗法的安全性。多普勒超声可用于诊断静脉性疾病，也可用于诊断浅静脉功能不全、深静脉功能不全或交通支静脉功能不全。如果疑似恶性肿瘤，或经过 3 个月的充分治疗后溃疡仍不能愈合，应考虑进行活体组织检查并转诊至专科。

（三）治疗

1. 压力疗法

压力疗法是治疗静脉性溃疡的主要方法。对膝盖以下部位施以最低压［约 18 mmHg（2.4 kPa）］，并逐步加压至踝关节处［约 40 mmHg（5.3 kPa）］。如此逐步加压，不仅会增大肢体的静水压力，还会降低浅静脉压。可使用各种压缩绷带，如弹性绷带或非弹性绷带，单层绷带或多层绷带。Unna 靴——一种含氧化锌的湿绷带，目前在

表 6-3　静脉性湿疹和蜂窝织炎的临床特征

	静脉性湿疹	蜂窝织炎
相同特征	发红、发热、发软及疼痛	
不同特征	通常为慢性疾病	潜伏性：通常潜伏 24～72 小时
	弥漫性、伤口边缘模糊	伤口边缘清晰
	渗出液增加	渗出液水平正常
	发痒	不发痒
	鳞状皮肤	皮肤无鳞状特征
	局部类固醇治疗	全身性抗生素治疗

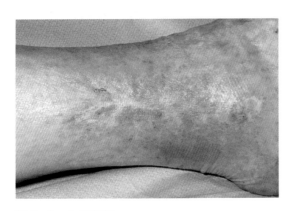

图 6-3　白色萎缩

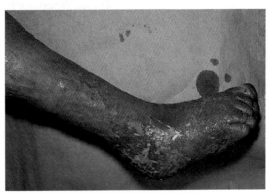

图 6-4　严重湿疹

美国得到了广泛应用。使用时从脚趾开始，逐步将其缠绕至膝盖。也可使用弹力袜（双层针织袜）和压缩绷带。很多患者可以自行穿脱，一定程度上可减少护士的上门次数。间歇式充气压力设备（如 Flowtron™）可缓解腿部水肿，促进静脉性溃疡的愈合。请提醒患者留意压迫疗法的不良反应（如麻木、刺痛、疼痛、脚趾发黑），一旦出现任何症状，立即解除压迫并寻求医师意见。

2. 静脉手术

有些患者可以通过手术来治疗静脉功能不全。有多种治疗浅静脉功能不全的方法，包括静脉结扎剥脱术、热疗消融术、射频消融术或硬化疗法。尽管手术修复受损瓣膜在英国并不普及，且有待考证，但该方法仍可用于深静脉系统功能不全的治疗。

表 6-4　弹力袜

等级	踝关节压 / mmHg	参考疾病
I	14 ~ 17	静脉曲张
II	18 ~ 24	可用于预防小腿静脉性溃疡复发，适用于治疗四肢纤细患者的轻度水肿
III	25 ~ 35	慢性静脉功能不全、水肿、大腿发沉

3. 药物

己酮可可碱可作为压力疗法的辅助药物，或用于无法耐受压迫疗法的患者。口服该药物通常会引起胃肠道不适。应考虑老年患者多重用药的风险。进行治疗时，特别是更换敷料时，患者可能需要镇痛。抗生素只

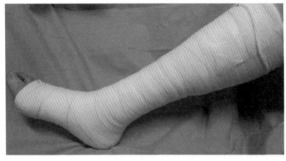

（a）

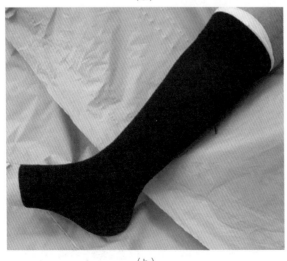

（b）

（c）

图 6-5　压力疗法

（a）单层弹性绷带；（b）双层针织袜套；（c）压缩绷带。

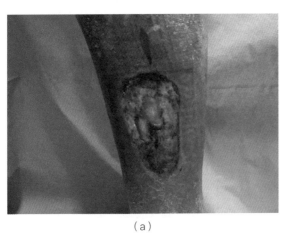
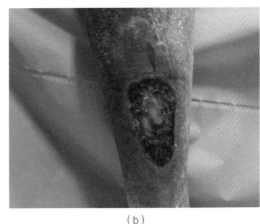

（a） （b）

图 6-6 床旁快速清创

（a）清创中；（b）清创后。

能用于治疗感染，常规使用并不能促进伤口的愈合。

4. 伤口及皮肤护理

每次换药时，要用饮用水清洗溃疡及周围皮肤，清除皮肤碎屑、皮肤干结和敷料。低黏附敷料适用于大多数静脉性溃疡。应选择能保持伤口环境湿润并促进伤口愈合的敷料（见第 13 章）。

对坏死组织快速清创能促进静脉性溃疡的愈合，可进行床旁清创。对于治疗无效的患者，在刮除疗法（全溃疡切除）后进行皮片移植或直接皮片移植也许会有所帮助。

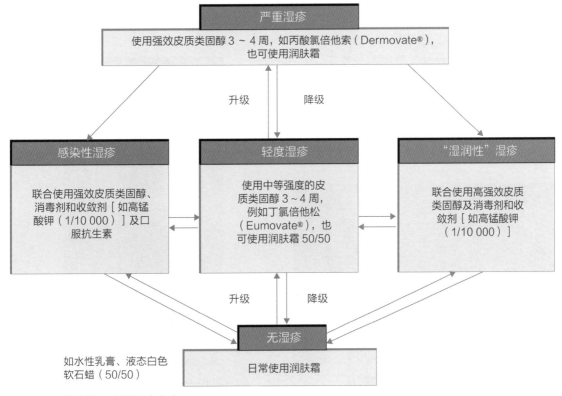

图 6-7 静脉性湿疹的治疗方案

静脉性溃疡通常会受到感染（感染体征见第9章）。最常见的致病菌包括金黄色葡萄球菌、铜绿假单胞菌和乙型溶血性链球菌。局部感染可外用消毒剂和抗菌剂（如以银、碘或蜂蜜为主的抗菌剂产品），而弥漫性蜂窝织炎或全身性感染则需使用全身性抗生素（如青霉素或大环内酯类）。

溃疡伤口周围皮肤需外用润肤剂，防止皮肤干燥。外用类固醇软膏和润肤剂可治疗相关静脉性湿疹。相关静脉性湿疹会出现继发感染，可使用全身性抗生素治疗。

5. 生活方式建议

坐位时应保持腿部抬高，鼓励患者坚持身着压力服锻炼。注意保持皮肤护理、卫生、身心健康（如进行体重管理、戒烟，保证充足营养）。

静脉性溃疡愈合后，为预防疾病复发，患者需要遵循一些简单建议，包括日常生活中常穿紧身袜，保持皮肤护理、抬腿，进行小腿锻炼，保证健康饮食。报告表明，由于患者的治疗依从性较高，静脉性溃疡的年复发率降低到了20%。诸如腿部俱乐部之类的机构也有助于降低静脉性溃疡的复发率。

二、动脉性溃疡

动脉性溃疡起因于下肢动脉供血减少。最常见的病因是大动脉粥样硬化和中动脉粥样硬化。其他病因包括糖尿病（可能会加速动脉粥样硬化，进而导致在较早的年龄阶段出现疾病）、血栓性脉管炎、血管炎和镰状细胞病。其中某些疾病容易诱发动脉粥样硬化。动脉内膜层损伤并发高血压会进一步损害动脉系统。动脉供血减少可导致组织缺氧和组织损伤。血栓和动脉硬化发作也可能会造成组织损伤和溃疡。很多看似轻微的创伤或局部高压容易造成溃疡。

（一）临床特征

外周动脉性疾病最常见于45岁以上的男性和55岁以上的女性，在有早发动脉粥样硬化家族病史的人群中也会发病。其可控风险因素包括吸烟、高脂血症、高血压、糖尿病和运动减少导致的肥胖，也可能包括广泛性血管性疾病病史，如心肌梗死、心绞痛、卒中、肾损害和间歇性跛行。可将脚垂至床边或睡在椅子上减轻静止痛。溃疡本身就会引起疼痛。疼痛通常始于梗阻远端，并随着局部缺血症状逐步向近端发展。

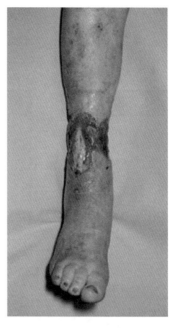

图 6-9　典型动脉性溃疡
肌腱外露，伤口边缘清晰。

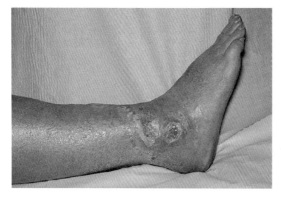

图 6-8　动脉性溃疡伴典型皮肤病变
体毛脱落，皮肤发亮变薄。

动脉性溃疡通常发生在脚趾、脚后跟和脚骨突出处。溃疡呈"穿孔"状，边缘分明，溃疡基底呈白色，无肉芽组织形成且经常性坏死。溃疡周围皮肤可能会出现暗色红斑、发凉、无体毛、薄脆且肌理有光泽等病变特征。脚指甲会变厚，颜色不透明，可能最终会脱落。四肢可能出现坏疽。

动脉系统检查会发现足背和胫骨后的脉搏减慢，甚至消失。小腿近端动脉伴杂音，表明动脉粥样硬化或动脉瘤（可能性极小）。毛细血管再充盈时间通常也会缩短。Buerger 试验（将供血不足的腿部抬高 45° 并保持 1 分钟，将腿放下之后，腿部颜色的恢复时间超过 15 秒）可能提示阳性。

（二）评估

ABPI 有助于诊断外周血管疾病。但是内膜钙化会造成血管硬化，进而引起 ABPI 异常增高，常见于糖尿病患者和老年患者。多普勒超声可提供更多关于动脉闭塞、狭窄，以及弥漫性动脉粥样硬化和持续性动脉粥样硬化的病变区域的信息。血管造影（一项黄金标准检查）是术前计划的必要检查，有助于直接对下肢血管的详细病因进行评估。

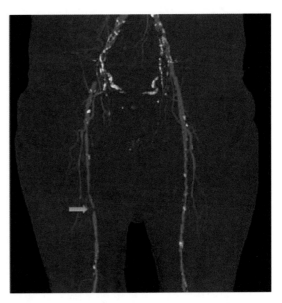

图 6-10 血管造影显示多节段动脉性疾病
箭头指示右侧股浅动脉狭窄。

（三）治疗

1. 手术

如果怀疑动脉性疾病，请将患者紧急转诊至血管外科。搭桥移植（用于弥漫性疾病）或血管成形术（用于局部狭窄）可增加外周血流（血运重建），是实现动脉性溃疡愈合

表 6-5 ABPI 说明

指数	迹象和症状	严重程度	措施
≥ 0.7 ~ 1.0	轻度间歇性跛行或无症状	轻度动脉性疾病	减少风险因素，改变生活方式：戒烟、保持体重、定期锻炼，使用抗血小板药物
0.5 ~ 0.7	不同程度的间歇性跛行	轻度动脉性疾病及中度动脉性疾病	除了指数 ≥ 0.7 ~ 1.0 所需措施之外，还应转诊至血管专科，可能需要进行动脉成像（多普勒超声和 / 或血管造影）
0.3 ~ 0.5	严重间歇性跛行和静止痛	重度动脉性疾病	除了指数 ≥ 0.7 ~ 1.0 的相关措施之外，还要紧急转诊至血管专科，也许需要进行动脉成像（多普勒超声和 / 或血管造影）
≤ 0.3 或踝部收缩压 < 50 mmHg	严重贫血（静止痛＞2 周）有或无组织缺损（溃疡、坏疽）	重度动脉性疾病，存在截肢风险	紧急转诊至血管急救团队，可能需要介入手术或放射治疗

注：ABPI 为 1.0 ~ 1.1 表示正常。表中的数据可作为临床表现的补充说明。继发于钙化或组织水肿的不可压缩动脉可导致数据错误。即使指数正常，患者也存在患动脉性溃疡的可能。栓子或血栓（在慢性病变基础上的急性局部缺血）可导致急性肢体缺血，应紧急转诊至血管科或由急诊科进行紧急干预，以防截肢。

的有效干预措施。慢性局部缺血的手术指征包括溃疡无法愈合、坏疽、静止痛和间歇性跛行加重。某些情况下，患者无法进行血运重建治疗，可能需要截肢。血运重建并不能保证治疗成功，也不能保证可以充分恢复伤口愈合所需的血供。保守治疗可作为某些患者的首选，可能适用于无法接受手术治疗的患者。

2. 药物

动脉功能不全会引发严重疼痛，患者需服用阿片类药物进行镇痛。在没有禁忌证的情况下，建议使用他汀类药物和抗血小板药物。应避免使用血管收缩类药物，如非选择性 β 受体阻滞药。伤口感染会加速动脉性溃疡的恶化，可使用全身性抗生素进行治疗（与上文提及的静脉性溃疡相同）。

3. 伤口护理

伤口敷料的选择取决于伤口的类型。不可对动脉性溃疡进行清创，因为会加重局部缺血症状，形成面积更大的溃疡。

4. 生活方式建议

动脉功能不全的患者应戒烟，遵循简单的足部及腿部护理建议。对糖尿病、高血压和高脂血症患者应进行严格管理。此外，应鼓励患者散步，保持健康习惯。

三、混合性溃疡

混合病因的溃疡并不少见，患者可能同时患有静脉疾病与动脉疾病，进而导致混合性溃疡。所有压力疗法对于混合型溃疡均疗效不佳。其他导致愈合迟缓的合并症也很常见，如淋巴水肿、糖尿病和类风湿关节炎。

下肢及足部护理的患者指南

- 每天检查脚部的皮肤破损、水疱、肿胀或发红等症状。
- 若症状恶化，如步行的距离减少，出现静止痛、夜间疼痛和皮肤颜色改变，请告知医师。
- 保持皮肤湿润，如使用 50/50 比例混合的白色软石蜡和液体石蜡。
- 不要光脚走路。
- 确保鞋子合脚，无摩擦、无压力点。穿鞋前应检查是否存在异物（石子等）。避免穿露脚趾的凉鞋和尖头鞋。
- 戒烟。
- 在承受范围内进行定期锻炼。

延伸阅读

Barwell, J.R., Davies, C.E., Deacon, J. et al. (2004). Comparison of surgery and compression with compression alone in chronic venous ulceration (ESCHAR study): randomised controlled trial. Lancet 363 (9424): 1854–1859.

Nelson, E.A., Bell-Syer, S.E.M. (2014). Compression for preventing recurrence of venous ulcers. Cochrane Database of Systematic Reviews 9: CD002303.

O'Meara, S., Cullum, N., Nelson, E.A., and Dumville, J.C. (2012). Compression for venous leg ulcers. Cochrane Database of Systematic Reviews 11: CD000265.

SIGN (Scottish Intercollegiate Guidelines Network). (2010). Management of chronic venous leg ulcers. www.sign.ac.uk/our-guidelines/management-of-chronic-venous-leg-ulcers/

Singer, A.J., Tassiopoulos, A., and Kirsner, R.S. (2017). Evaluation and management of lower-extremity ulcers. New England Journal of Medicine 377: 1559–1567.

第 7 章 | 压力性损伤

Joseph E. Grey[1] and Jacqui Fletcher[2]
[1] Department of Clinical Gerontology, Cardiff and Vale University Health Board, Cardiff, UK
[2] Stop the Pressure Programme, NHS England and NHS Improvement, UK

概述

- 大多数压力性损伤是可以避免的。
- 可通过识别存在压力性损伤风险的个体，制定减少风险的措施，重点预防压力性损伤。
- 对皮肤进行定期系统检查有助于识别存在压力性损伤风险的皮肤区域或在损伤早期发现伤口。
- 压力性损伤不仅严重影响了患者的生活质量，还给医疗保健机构造成了巨大成本损失。
- 通过压力再分配来治疗压力性损伤——定期变换体位和 / 或使用专业器材。

压力性损伤是由压力或压力联合剪切力导致的。用于描述此现象的其他术语包括压力性溃疡、压疮、褥疮和褥疮性溃疡。关于正确的术语一直存在争议，以上提及的术语仍在使用中。溃疡一词仅指全层皮肤缺损。相比之下，压力性损伤指全层皮肤或皮下软组织损伤。因此，在本章中我们将使用"压力性损伤"一词。

机械负荷会导致组织变形，进而造成局部组织破裂，最终引起压力性损伤。压力性损伤发生的风险取决于施加在组织上的机械负荷的大小和组织对负荷的耐受性。机械负荷指的是由患者自身质量、医疗设备或其他物体（如在身体和支撑面之间的管状物）引起的直接压力或剪切力。个体对施加力的耐受性取决于人体解剖学构造（如加重骨隆突处的损伤）、组织特性（如强度、硬度及血液供应）和组织修复能力。每个人都存在压

压力性损伤咨询小组

很多与压力性损伤相关的指导方针和共识文件是由咨询小组联合制定的，如美国国家压力性损伤咨询小组（National Pressure Injury Advisory Panel，NPIAP）、欧洲压疮咨询小组（European Pressure Ulcer Advisory Panel，EPUAP）、泛太平洋压力性损伤联合会（Pan Pacific Pressure Injury Alliance，PPPIA）等。

力性损伤的潜在风险，但特定人群的潜在风险更大，例如，高龄患者，患严重疾病、脊髓损伤、慢性神经系统疾病、髋部骨折的人群，或需要长期依赖护理设备的个体。尽管人们普遍认为，大多数压力性损伤是可以避免的，但在遵循了最佳临床指南后，或在无法实施最佳预防措施的情况下，仍存在压力性损伤的实例。

尚不清楚压力性损伤的确切发病率，已报道的患病率和发病率的数据均存在巨大差异。在专科部门（骨科、姑息治疗科等）和医疗机构（急危重症科、社区医院、疗养院等）的相关研究中，其数据也同样存在极大差异。此外，各项研究的数据收集方法及分析方式也几乎不存在一致性。

众所周知，对患者和医疗保健机构来说，压力性损伤的治疗费用十分昂贵。据估计，压力性损伤的治疗费用为 2 000（类别 / Ⅰ期）~ 20 000（类别 / Ⅳ期）（2016/2017 的数据）英镑，治疗费用的增加与患者住院时间及并发症发作频率的增加有关。治疗费用要同时考虑住院治疗时间、疼痛治疗、整体生活质量下降及发病率和死亡率的增加等因素。同时，这也为患者家庭和医护人员带来了巨大负担。

压力性损伤的定义

压力性损伤是由压力或压力联合剪切力导致的皮肤和 / 或皮下组织的局部损伤。压力性损伤常位于骨隆突处，可能与医疗器械或其他器械相关（EPUAP/NPIAP/PPPIA，2019）。

不适宜实施最佳预防措施的情况示例

· 无法更换体位的严重疾病（血流动力不稳定或脊柱不稳定）。
· 对于晚期疾病患者，需要优先考虑患者的舒适度，而不是预防压力性损伤或治疗严重系统性疾病导致的皮肤衰竭。
· 影响患者行动能力而使患者无法立即就医的急性事件，例如由昏倒或中毒导致的跌倒或意识丧失。
· 患者拒绝更换体位或其他压力再分配措施。
· 未被医疗保健专业人员关注到的患者。

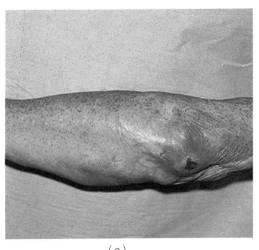
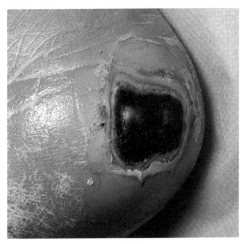

(a)　　　　　　　　　　　　(b)

图 7-1　压力性损伤的常见部位

（a）肘关节压力性损伤；（b）足跟压力性损伤。

一、发病机制

　　由直接压力或剪切力造成的机械负荷会引起组织变形，组织变形进而会对细胞结构造成损伤，并损害血液及淋巴的输送。由此导致的细胞死亡会引起炎症反应，继而造成局部水肿和间质压增大，而且会进一步增大组织的机械负荷，使损伤持续恶化。持续组织变形是压力性损伤的关键特征。引起压力性损伤的机械负荷水平取决于多种因素，包括组织对负荷力的耐受性。组织的耐受性会受到年龄、疾病程度、温度、灌注、组织类型和软组织成分等因素的影响。

　　摩擦力是一种复杂的力。静摩擦力，即当相互接触的两个物体相对静止，但是存在着相对运动的趋势时，在接触面之间产生的一个阻碍相对运动的力。当细胞和组织有随着重力变形的倾向时，就会形成最大剪切力。一旦接触面之间产生的力可以克服最大静摩擦力，这两个物体就会向相反的方向运动，这种力就是动摩擦力。摩擦力可导致表皮剥离，形成表皮内水疱，进而导致浅表皮肤糜烂。皮肤屏障功能丧失可能会增大压力性损伤的风险。当患者在无滑片辅助的情况下更换体位时，或由于假体装置或鞋子不合身时，都会产生这种作用力。

表 7-1　压力性损伤发病机制相关的重要术语

术语	释义
机械负荷	由于皮肤和固体表面之间的接触而作用于组织的所有类型的力
法向力	垂直于皮肤表面的外部机械负荷
剪切力	与皮肤表面平行的外部机械负荷
摩擦力	由患者体重或医疗器械引起的与皮肤表面平行的接触力。可以是静摩擦力（物体接触面之间没有发生相对移动），也可以是动摩擦力（物体接触面之间发生相对移动）

　　排汗、尿失禁或伤口过度引流等因素会造成皮肤环境过度潮湿，进一步加重压力和摩擦力导致的损伤。受到上述因素的影响，皮肤可能会出现浸渍。

二、分类

　　压力性损伤存在多种不同的分类方式。最广泛使用的是于 2014 年由 NPIAP、EPUAP 和 PPPIA 联合制定的国际分类系统。该分类系统（Ⅰ～Ⅳ）仅提示组织受损深度，即可见的或可直接触及伤口底部的深度。请注意，压力性损伤暴露的组织类型与解剖位置相关。如鼻梁、耳郭和外踝，这些部位的皮下组织很少，所以严重的压力性损伤也只会表现为浅表溃疡。在某些情况下，我们是无法确认损伤深度的。所以，可以根据临床特点将这些损伤分为不可分期性损伤或可疑深部组织损伤。该数字分类系统并不是为了暗示病情发展或伤口愈合的进度。即使观察到压力性损伤伤口出现愈合症状，也不应降

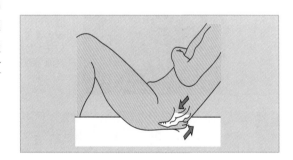

图 7-2　剪切力

如当患者在病床上斜躺向下滑时，身体与病床之间形成的剪切力。

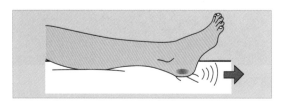

图 7-3　摩擦力

如重新定位时，患者足跟与床单之间产生的摩擦力。

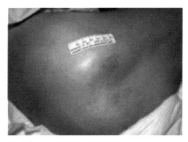

图 7-4   Ⅰ期压力性损伤：皮肤完整，可见指压不变白的红斑

皮肤完整，通常在骨突出部位有指压不变白的红斑。对于深肤色患者，也许没有明显的指压变白现象。不过，指压区域的颜色可能看起来会与周围肤色不同。与邻近组织相比，该损伤区域可表现为疼痛、柔软、较热或较冷等症状。如果难以在深肤色个体中观察到Ⅰ期压力性损伤的相关症状，可将其表示为"有风险"个体（风险的先兆）。

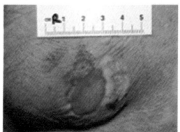

图 7-5   Ⅱ期压力性损伤：局部皮层缺失或起水疱

真皮层部分缺失，表现为开放性表浅溃疡，伤口床呈红色 / 粉红色且无腐肉；也可表现为完整或破裂的血清液体水疱。表浅溃疡有光泽或干燥，同时伴腐肉或瘀伤。不要将Ⅱ期压力性损伤用来描述撕裂伤、绷带烧伤、会阴皮炎、浸渍或擦伤。瘀伤提示存在可疑的深层组织损伤。

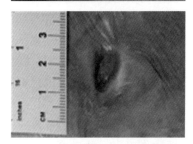

图 7-6   Ⅲ期压力性损伤：全层皮肤缺失（可见脂肪）

全层组织缺失。可见皮下脂肪，但没有暴露骨头、肌腱或肌肉。可能存在腐肉，组织损伤深度可见。可能会出现潜行性溃疡和窦道。Ⅲ期压力性损伤的深度因解剖学位置而异。鼻梁、耳部、枕部和踝部无皮下脂肪组织，所以这些部位的Ⅲ期压力性损伤伤口可能较浅。相比之下，脂肪丰富的部位会发展为极深的Ⅲ期压力性损伤。骨 / 肌腱不可见或无法直接触及。

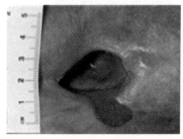

图 7-7   Ⅳ期压力性损伤：全层皮肤和组织缺失（可见肌肉 / 骨骼）

全层皮肤和组织缺失，骨、肌腱或肌肉外露。伤口床局部可见腐肉或焦痂。通常可见潜行性溃疡和窦道。Ⅳ期压力性损伤的深度因解剖学位置而异。因为鼻梁、耳部、枕部和踝部没有皮下组织，所以通常为表浅溃疡。Ⅳ期压力性损伤可延伸至肌肉和 / 或支撑结构（如筋膜、肌腱或关节囊），进而导致骨髓炎。

注：Ⅰ ～Ⅳ期压力性损伤的定义来自国际 NPIAP/EPUAP 压疮分级系统（2014）。

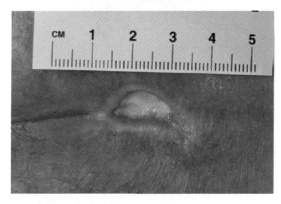
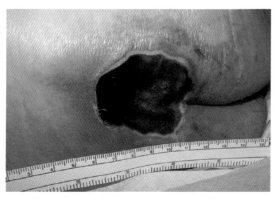

图 7-8   不可分期：深度未知

全层组织丧失，溃疡基底被腐肉（黄、棕、灰、绿、棕）和 / 或伤口床痂（棕、棕、黑）覆盖。在去除表皮和 / 或焦痂以暴露伤口床之前，无法确定伤口的深度，也无法对伤口进行分期。足跟处的稳定型焦痂（干燥、附着、完整，无红斑或无波动性）是机体的天然（生物性）屏障，不应去除。

注：不可分期性压力性损伤的定义来自国际 NPIAP/EPUAP 压疮分级系统（2014）。

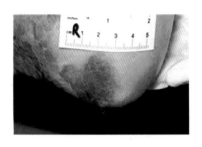

图 7-9   可疑深度组织损伤：深度未知

由压力和 / 或剪切力造成的软组织损伤，局部皮肤完好，但呈紫色或栗色，或形成血肿。与邻近组织相比，其组织疼痛、坚硬，或质地柔软，呈糊状，发热或发冷等症状可能会先于皮肤颜色变化出现。对于深肤色患者，难以发现其深层组织损伤。黑色伤口床可能会发展成薄水疱，损伤也可能会加重，并被薄痂覆盖。即使经过了最佳治疗，伤口也存在迅速恶化和暴露组织层的可能。

注：可疑深度组织损伤的定义来自国际 NPIAP/EPUAP 压疮分类系统（2014）。

低其层级。相反，一旦损伤的深度可见，就可以重新划分深部组织损伤和不可分期性损伤的层级。

该领域的研究表明，由于临床医师无法对压力性损伤进行可靠的分类，所以当前存在多种具有争议的压力性损伤数字分级系统或阶段分级系统。最新版指南建议只采用两级分类系统：浅表压力性损伤（仅涉及表皮损伤）和深度压力性损伤（比表皮损伤更深程度的损伤）。目前，生物力学研究人员正致力于探索有关深层组织变形所致的Ⅲ期和Ⅳ期压力性损伤的作用机制。相比之下，Ⅰ期和Ⅱ期压力性损伤与浅表力所致的损伤的相关性更大，而与剪切力导致的组织变形的关联较小。

三、预防和治疗

包括英国和美国在内的许多国家，正采用"集束化"（Bundle）疗法来预防和治疗压力性损伤。此疗法关注少数主要治疗环节。如果可以长期合理地使用该疗法，将有助于预防压力性损伤。

（一）风险评估

风险评估的目的是识别易受压力性损伤的个体，实施降低风险的措施。目前认为存在多种会导致压力性损伤的风险因素，其中行动不便是最主要的因素。评估时应考虑患者行动不便的持续时间，即是暂时性的（镇静状态 / 肢体骨折）还是永久性的（脊髓损伤和慢性神经系统疾病）。其他主要因素如下。

1. 营养和水合状态

营养不良的程度与压力性损伤的范围及严重程度存在相关性。营养不良也会减缓伤口愈合。压力性损伤的相关营养状况预测指标包括体重下降、三头肌皮褶变薄和淋巴细胞减少。血清蛋白是一种常用的替代标记

集束化治疗

aSSKINg 集束化（应用于英国）包括：

· 风险评估（assessment of risk）。

· 皮肤评估及治疗（skin assessment and management）。

· 支撑面的选择和使用（surface selection and use）。

· 使患者保持活动（keeping the patient moving）。

· 失禁和潮湿的评估及治疗（incontinence and moisture assessment and management）。

· 营养和水合（nutrition and hydration）。

· 提供信息（giving of information）。

资料来源：英国国家医疗服务体系（National Health Service，NHS）。

国家停止压力计划（England's National Stop the Pressure programme）。

https：//nhs.stopthepressure.co.uk/index.html。

物，但由于其半衰期相对较长，所以标记结果并不准确；相比之下，前血清蛋白和转铁蛋白的标记结果更可靠。营养摄入对压力性损伤的预防和治疗极其重要。应由营养专家对高危和溃疡患者进行评估及复查。必要时，需要进行辅助喂养或肠内补助喂养〔经鼻饲管或经皮内镜胃造口术（percutaneous endoscopic gastrostomy，PEG）〕。还需要补充维生素和微量元素和保证充分的水合作用。

2. 影响灌注和氧合的因素

如肺疾病、外周动脉性疾病、心脏病、低血压。应谨慎使用镇静药、止痛药和改变血流的药物，如降压药。使用肌力素的患者特别容易受到上述药物的影响。糖尿病患者有可能出现感知能力改变（由于周围神经病变）和组织灌注减少（由于心血管疾病），因此他们患压力性损伤的风险更大。

3. 皮肤水合作用

皮肤干燥和皮肤过度潮湿都是导致压力性损伤的危险因素。润肤霜可以补充皮肤水分，护肤剂有助于保护皮肤免受过度潮湿的危害。

4. 皮肤状况

Ⅰ期压力性损伤表明患者存在发展为严重压力性损伤的风险。治疗压力性损伤时，更换体位可能会将其他部位置于压力性损伤的危险之中。

5. 高龄

虽然高龄并不是相关危险因素，但是高龄伴并发症增大了患者活动受限和压力性损伤的风险，如骨折、粪便及尿失禁、皮肤干燥、感知能力改变（如卒中、镇静）、绝症，以及由慢性系统性疾病（如糖尿病）导致的并发症伴多重用药。

应采用最佳疗法将所有风险因素的影响降到最低。

（二）风险评估工具

对风险因素进行系统的评估有助于识别有压力性损伤风险的个体。目前已经开发了多种风险评估工具（risk asseement tool，RAT）。应定期对所有的高危个体进行评估，应把 RAT 作为临床判断的辅助手段，而不是替代手段。Waterlow 量表、Braden 量表和 PURPOSE-T 是在英国使用最广泛的评估工具。

（三）皮肤评估

应经常对皮肤进行检查，确认骨突出处皮肤状况，并检查其他风险皮肤区域。如有需要，应移动面罩、导管和套管等器材，以便观察皮肤状况。要求患者脱掉衣服或弹力袜，如抗栓袜或压缩袜，以便观察足跟。须检查患者的下肢感知水平，如使用简单的工具检查下肢周围神经病变。

（四）支撑面选择

对皮肤高风险区进行压力再分配，防止产生压力性损伤。一旦发生压力性损伤，压力再分配是防止损伤加重和促进愈合的关键因素。

患者可采用各种病床或椅子相关器材，如床垫、床罩、垫子和足跟保护器。当患者躺在床上或坐在椅子上时，反应性支撑面会改变负荷分配。主动性支撑面需要通电，它可以根据患者体位来改变负荷分配。所用器材类型取决于患者需求和压力性损伤的风险水平，请征求专家意见。当前的医院设施中，大多数病床都设有电动床架，既可以帮助护理人员移动和治疗患者，也可以重新分配质量。即使先进的支撑面能分配患者的质量，护理人员也需要手动帮助患者更换体位。因为这样不仅可以检查患者的皮肤状态，而且还可以防止其他并发症，如尿路感染和胸部感染。建议定期更换患者体位，但一定要避免将患者置于仰卧位或侧卧位，因为这样会将患者的质量直接置于大面积骨隆突处。为避免上述状况，可将患者倾斜至 30°，用患者自身的大肌群支撑体重，比如臀大肌。

如果足跟极易受伤，请使用足跟抬离地

表 7-2 三种风险评估量表的评估因素

	PURPOSE-T	Waterlow 量表	Braden 量表
活动能力	有	有	有
感知能力	有	有	有
皮肤状态	有	有	无
压力性损伤病史	有	无	无
年龄	无	有	无
性别	无	有	无
具体诱发疾病	有	有	无
营养状况	有	有	有
皮肤潮湿程度（如失禁）	有	有	有
长时间的受压（如在手术台上）	无	有	无
摩擦力和剪切力	无	无	有
医疗设备	有	无	无

注：一个评估量表无法评估所有可能的风险因素。

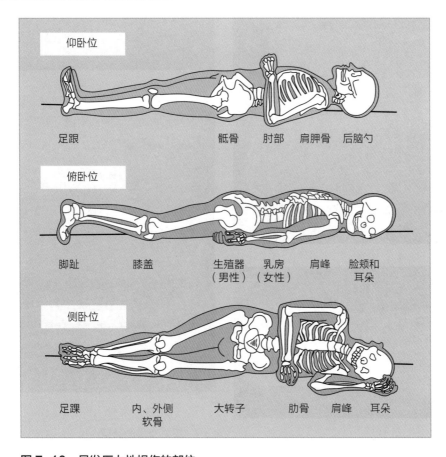

图 7-10 易发压力性损伤的部位
最常见的受累部位是骶骨、足跟、坐骨、踝关节、肘关节和髋关节。

面的专业设备。由于有些设备会对身体的某些部位造成异常高压，所以要使用能重新分配压力的专业设备，例如在压力性损伤发生之前，将其置于鼻梁上方或导管下方。

（五）伤口护理

一旦发生压力性损伤，基本的伤口护理对于促进伤口愈合至关重要，如清洁创面及采用合适的敷料。要确保敷料不会增大伤口受压或损害伤口周围皮肤。应对坏死组织进行清创（如腐肉或焦痂），不过可以保留足跟的坏死组织，使其进行自我清创。负压伤口疗法有助于控制渗出液过量并促进坏死组织清创后的伤口愈合。尤其是在更换敷料之前，请注意缓解患者的疼痛。

（六）保障措施

对患者疏于照顾或虐待患者可能会引起压力性损伤。如果怀疑存在上述情况，应依据当地法律上报相关部门，还需提供相关准确信息，协助有关部门预防日后再次发生类似状况。在任何情况下，尤其是涉及保障问题时，相关文件及照片都有极其重要的作用。

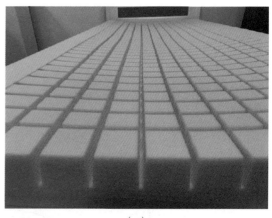

（a）

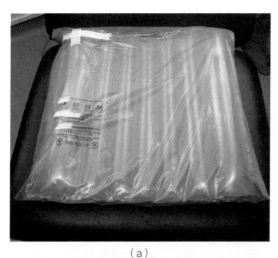

（a）

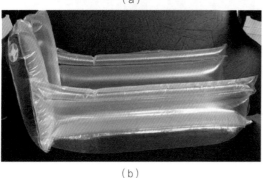

（b）

图 7-11　反应性支撑面
（a）充气坐垫；（b）充气靴。

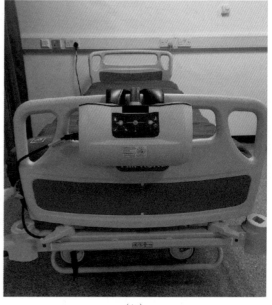

（b）

图 7-12　支撑面类型
（a）床垫由具有压力再分配作用的泡沫制成，是一种反应性支撑面；（b）主动性支撑面。注意床尾的泵，当泵打开时，气垫内的气室可交替充气和放气以重新分配压力。

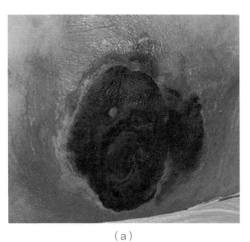

（a）

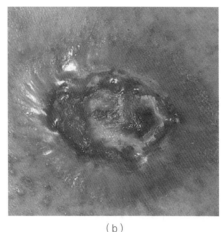

（b）

图 7-13　不可分期压力性损伤的伤口护理

（a）下背部大面积不可分期压力性损伤（覆盖焦痂）；（b）在进行清创术及负压伤口治疗后，伤口几乎完全愈合。

（七）手术

大面积的Ⅲ～Ⅳ期压力性损伤都需要进行手术清创，并且可能需要进行皮瓣重建以闭合伤口。然而，由于压力性损伤复发率很高，消除致病因素（如持续性压力性损伤、营养状况不良、吸烟等）至关重要。手术治疗适用于少数压力性损伤患者，而且由于手术风险和 / 或复发风险高，许多患者不会选择手术治疗，或无法接受专业的手术干预。蛆虫清创适用于不适合进行手术治疗的患者。其他外科手术，例如功能性结肠造口术，有助于防止失禁患者的骶骨 / 臀部的开放性伤口受到粪便的污染。

四、并发症

感染是压力性损伤的常见并发症，其范围从局部伤口感染到全身性脓毒症。如果伤口部位的骨头暴露，则有发展成骨髓炎的风险，此时患者需要接受长期抗生素治疗和 / 或手术清创。如果患者的四肢存在严重压力性损伤，则可能需要截肢。极少情况下，伤口慢性溃疡会引起淀粉样变性或恶性肿瘤。

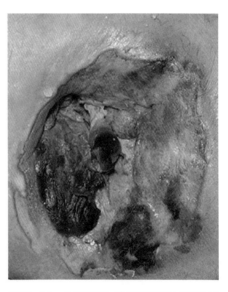

图 7-14　Ⅳ期压力性损伤伴伤口床肌肉及骨头坏死

骨头不平整或有碎屑触感，高度提示骨髓炎。

参考文献

European Pressure Ulcer Advisory Panel, National Pressure Injury Advisory Panel and Pan Pacific Pressure Injury Alliance. Prevention and Treatment of Pressure Ulcers/Injuries: Quick Reference Guide. Emily Haesler (Ed.). EPUAP/NPIAP/PPPIA: 2019.

National Pressure Ulcer Advisory Panel, European Pressure Ulcer Advisory Panel and Pan Pacific Pressure Injury Alliance. Prevention and Treatment of Pressure Ulcers: Clinical Practice Guideline. Emily Haesler (Ed.). Cambridge Media: Osborne Park, Western Australia; 2014.

延伸阅读

Dealey, C., Posnett, J., and Walker, A. (2012). The cost of pressure ulcers in the United Kingdom. Journal of Wound Care 21 (6): 261–266.

Gillespie, B.M., Chaboyer, W.P., McInnes, E. et al. (2014). Repositioning for pressure ulcer prevention in adults. Cochrane Database of Systematic Reviews 4: CD009958.

McInnes, E., Jammali-Blasi, A., Bell-Syer, S.E.M., and Leung, V. (2018). Support surfaces for treating pressure ulcers. Cochrane Database of Systematic Reviews 10: CD009490.

National Institute for Health and Care Excellence (NICE). (2014). Pressure ulcers: prevention and management (CG179). www.nice.org.uk/guidance/CG179.

第 8 章 | **溃疡的罕见成因**

Girish K. Patel[1,2] and Vincent Piguet[3,4]

[1] Welsh Institute of Dermatology, Cardiff and Vale University Health Board, Cardiff, UK
[2] Cardiff University School of Biosciences, Cardiff, UK
[3] Dermatology, Department of Medicine, University of Toronto, Toronto, Canada
[4] Dermatology, Women's College Hospital, Toronto, Canada

概述

- 溃疡有多种成因。当溃疡出现在非典型部位，没有常见的病理特征或治疗无效时，应考虑是否为罕见病变。
- 组织病理学分析（活体组织检查）通常有助于确诊。
- 在系统性疾病中，病变过程本身可造成皮肤溃疡，而药物治疗（如免疫抑制）和其他并发症（如贫血）会致使伤口床无法愈合。
- 制订治疗措施可能需要专科医师的建议和二级医疗专家的意见，如风湿科、皮肤科和肾内科专家。

本章描述了一些罕见溃疡的发病原因。这里不包括在某些特定地区的常见病变，如麻风病、真菌感染、布鲁里溃疡和卡波西肉瘤引起的溃疡。

一、炎性疾病

（一）结缔组织病

皮肤溃疡是许多结缔组织病的特征。例如，高达 10% 的类风湿关节炎患者会出现溃疡。除了会有潜在病变，愈合过程也会受到并发症的影响，如贫血、皮肤萎缩、外周性水肿、畸形、神经病变、微血管病变，还有局部因素和治病药物的毒性作用。

与结缔组织疾病相关的溃疡通常发病迅速或范围较广，伴有疼痛（抬放腿不能缓解）、发热、不适、关节痛和肌肉痛。溃疡可能会发生在非典型部位，会有边缘压痛和/或紫色或红斑性炎症边缘。偶尔出现多发性皮肤溃疡。患者可能需要免疫抑制剂治疗，包括类固醇和/或细胞毒性药物。

表 8-1 可引起和/或加重慢性溃疡的结缔组织疾病

类风湿关节炎
系统性红斑狼疮
皮肌炎
系统性硬化病
干燥综合征
白塞病

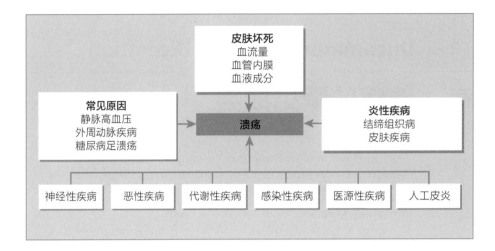

图 8-1 溃疡的罕见成因

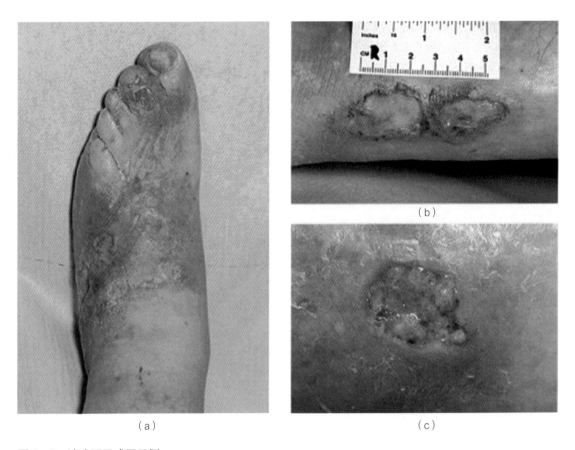

（a）　　　　　　　　　　　　　　　　　（c）

图 8-2 溃疡罕见成因示例

（a）肢端血管皮炎或假性卡波西肉瘤，这是一种与四肢瘫痪相关的罕见血管增生性疾病；（b）因血压控制不良引起的 Martorell 高血压溃疡；（c）痛风石引起的溃疡；痛风石可在伤口和周围皮肤上触及。

（二）坏疽性脓皮病（又称化脓性关节炎或痤疮综合征）

这是一种罕见的溃疡性疾病，可能与变态反应有关——在创伤部位出现病变（如静脉穿刺）。坏疽性脓皮病的手术清创常导致溃疡恶化。其诊断主要依据临床情况，也可以依据组织学标志性特征。需排除其他病因，如血管炎、感染或恶性肿瘤。患者通常有疼痛性无菌脓疱/结节伴周围红斑的病史，最终会出现破裂和溃疡。

坏疽性脓皮病的主要特征是疼痛和溃疡迅速扩大，而这种溃疡有特征性红斑或紫色边缘。伤口床常化脓，可侵袭肌肉。该病最常见的感染部位是小腿，也可发生在吻合口周围（称为吻合口周围坏疽性脓皮病）或身体的任何部位。潜在的病因尚不清楚，但至少 50% 的病例与潜在的活动性或静止性全身疾病有关，如炎性肠病、血清阴性类风湿关节炎和淋巴增生性疾病。

通常使用免疫抑制剂对患者进行治疗，可局部或全身使用。

（三）糖尿病脂性渐进坏死

该病通常表现为胫骨前的淡黄色萎缩性斑块。它通常由轻微创伤造成，有溃疡倾向，常与糖尿病有关。一般来说，这种溃疡愈合缓慢，患者会感到疼痛，经常伴有感染。大

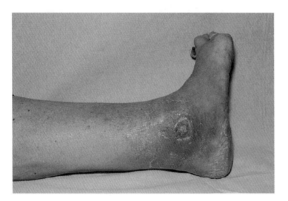

图 8-3　由类风湿关节炎引起的溃疡
足部畸形会延迟愈合。

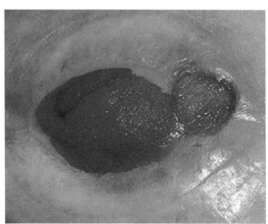

图 8-5　口缘坏疽性脓皮病

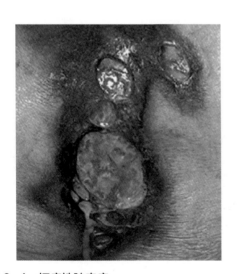

图 8-4　坏疽性脓皮病
伤口床呈脓性，边缘发炎或呈紫色。

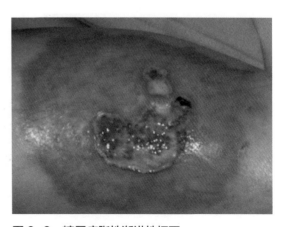

图 8-6　糖尿病脂性渐进性坏死

多数情况下，只要伤口护理得当且周围皮肤使用强效局部激素治疗，溃疡就能痊愈。局部采用补骨脂素加长波紫外线（psoralen and ultraviolet A，PUVA）治疗也可能有作用。

二、皮肤坏死

皮肤坏死是一种组织死亡的表现，通常是由血管阻塞造成的快速缺血导致。坏死的类型和范围也可以反映受牵连血管的大小。19 世纪 60 年代，鲁道夫·菲尔绍（Rudolf Virchow）提出血栓的形成可归因于三个因素：血流的变化、血管内膜的变化和血液成分的变化。这为探究皮肤坏死的原因提供了一个有用的框架。

（一）血流改变引起的皮肤坏死

栓塞事件、严重的冻伤病（冻疮）或雷诺现象会引起局部血流量迅速减少，从而导致严重的指骨坏死。雷诺现象可为原发性（雷诺病）或继发性，与结缔组织病等多种疾病有关。所有雷诺现象患者应避免感冒，避免吸烟，减少咖啡因的摄入。通常长效钙通道阻滞剂对其有效，如硝苯地平。局部血管扩张剂，如三硝酸甘油酯，可能也有益。如果是严重的慢性疾病，可进行宫颈交感神经切除术；而在严重的急性坏死性疾病中，需要灌注前列腺素 E_1 或前列环素（前列腺素 I_2）挽救手指。

（二）血管内膜改变引起皮肤坏死

血管内膜病变引起皮肤坏死的原因很多。

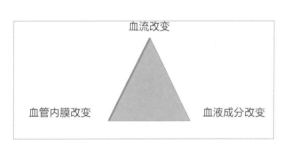

图 8-7   造成血栓的菲尔绍三联征（Virchow's triad）

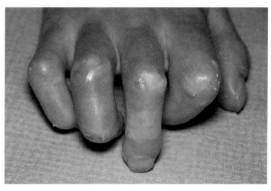

图 8-8   指端硬化症

由系统性硬化症引起的指端硬化症。患者还伴有雷诺现象。

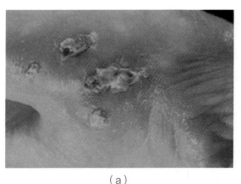

（a）

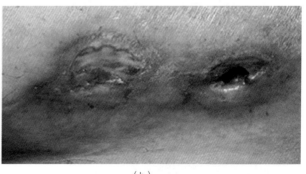

（b）

图 8-9   皮肤钙化反应

（a）皮肤钙质沉着（皮肤内钙沉积）；（b）钙化防御（皮肤和皮下脂肪小血管钙化）。

钙化防御的特征是伴有网状边缘的疼痛性出血性皮肤坏死。皮肤组织学表现为血管内壁增生、血管内钙化、血栓形成。钙化防御最常出现在接受透析的肾衰竭患者，但也可出现在肾功能正常的患者（称为非尿毒症性钙化防御）。这类患者出现的钙化防御可能与甲状旁腺功能亢进有关，也可能是特发性的。治疗方法包括止痛、清除所有溃疡部位的钙沉积和控制诱发因素。

几乎所有类型的血管炎都可伴有皮肤坏死。某些类型，如韦格纳肉芽肿病和典型的结节性多动脉炎，可引起慢性溃疡。血管炎是根据受累血管的大小来分类。中等大小血管的血管炎表现为疼痛的结节，有可能发展成溃疡。小血管炎的典型表现是明显的紫癜。

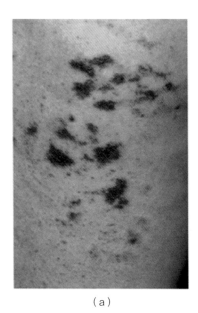
（a）

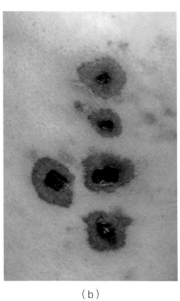
（b）

图 8-10　两种皮肤血管炎

（a）伴皮肤血管炎的紫癜性皮疹；（b）皮肤白细胞破碎性血管炎。

表 8-2　根据受影响血管的大小对血管炎的病因进行分类（教堂山会议共识，1992）

大血管	中等血管	小血管
巨细胞性（颞）动脉炎	典型的结节性多动脉炎	坏死性肉芽肿性血管炎（韦格纳肉芽肿）
大动脉炎	川崎病	变应性肉芽肿性血管炎（许尔许斯特劳斯综合征）
川崎病		显微镜下多血管炎
		过敏性紫癜
		原发性冷球蛋白血症性血管炎
		皮肤白细胞破碎性血管炎

注：改编自珍妮特（Jennette）等人 1994 年的报告。

（三）由于血液成分改变引起的皮肤坏死

现已证实，许多凝血因子与皮肤坏死相关。这是由遗传或后天功能改变引起，此外还有一些综合征与高凝性相关。

抗磷脂综合征是一组异质性疾病，其特征是患者具有对抗各种磷脂的自身抗体，包括狼疮抗凝物和抗心磷脂抗体。它主要对女性产生影响，可能与系统性红斑狼疮有关。抗磷脂综合征可表现为多重动脉和静脉血栓发作、反复自然流产和网状青斑（皮肤斑状变色）。抗磷脂综合征是青斑样血管病变的一个诱因，其特征是疼痛性溃疡、网状青斑和白色萎缩。青斑样血管病变也被认为与凝血因子 V Leiden 突变相关。治疗这种使患者衰弱和痛苦的进行性疾病时，除了基础疾病治疗外，还需要抗凝治疗。

华法林坏死是指在没有肝素的情况下采用华法林治疗时出现的罕见瞬变现象。女性更容易受到影响，患者通常为六七十岁。华法林坏死通常在皮下脂肪丰富的部位出现，如乳房、髋部、臀部和大腿。华法林的使用会导致维生素 K 敏感因子（包括蛋白质 C）总量暂时下降，造成一种短暂高凝状态。这一状态能够自动恢复正常。因此应继续华法林治疗。

肝素坏死很少见，可能由未分离肝素和低分子量肝素引起。它与引发血小板凝结的抗体形成有关。持续使用肝素会出现更大的血小板凝块和栓子，进而影响皮肤和内脏器官。皮肤坏死发生在注射部位和远心端。继续肝素治疗会加重病情，有潜在的致命后果，应立即停止。

暴发性紫癜包括三种不同的综合征：新生儿综合征、脓毒症相关综合征和感染后综合征（包括 COVID-19）。暴发性紫癜会形成广泛的毛细血管和静脉血栓，引起紫癜和皮肤坏死。典型的皮肤坏死好发于四肢，特别是趾部。暴发性紫癜是遗传性的，属于获得性蛋白 C 或蛋白 S 缺乏症的并发症。

表 8-3　与皮肤坏死相关的凝血因子异常

蛋白 C 缺乏
蛋白 S 缺乏
抗凝血酶Ⅲ缺乏
肝素辅因子Ⅱ缺乏
高半胱氨酸血症
凝血酶原浓度升高
Ⅻ因子缺乏
V Leiden 因子突变

三、感染

金黄色葡萄球菌和乙种溶血链球菌是造成多种感染的原因，使溃疡变得棘手。在某些情况下，它们也可能是溃疡形成的原因。乙种溶血链球菌可导致丹毒、大疱性蜂窝织炎、穿孔性溃疡（脓疱）和坏死性筋膜炎。对于有国外旅行史的患者，应考虑利什曼病、非结核性分枝杆菌和深部真菌感染。当患有艾滋病或在其他免疫抑制状态下，溃疡可能是梅毒感染、肺结核、杆菌性血管瘤病、单纯疱疹和巨细胞病毒感染的表征。

四、恶性肿瘤

很多癌症患者会呈现皮肤溃疡。癌症类型包括转移癌，以及最常见的皮肤癌、基底细胞癌和鳞状细胞癌。尽管鳞状细胞癌的发病率随年龄增长而增加，但它也可能在年轻人中发病。这些年轻人可能具有遗传易感性，有过紫外线照射史或有过器官移植史（需要免疫抑制）。鳞状细胞癌也可能发展为与烧伤、烫伤、放疗或静脉疾病相关的长期慢性溃疡（马乔林溃疡）。恶性肿瘤的特征是即便接受常规治疗，病变仍会迅速扩大。其特征还包括疼痛、出血，通常有赘生边缘。长期慢性溃疡引起的鳞状细胞癌会表现更严重的侵袭性的表型，更容易引起转移。

在大多数皮肤癌病例中，首选的治疗方法是手术切除。然而，当有显著的合并症或弥散性转移性疾病时，以放疗和局部伤口护理为主的保守疗法可能更合适。

五、药物和医源性原因

羟基脲可用于治疗骨髓增殖性疾病，引起疼痛、小腿浅层溃疡。溃疡通常在内踝上方，治疗时长可达 15 年。通常只有在停止使用羟基脲后，溃疡才能愈合。

放疗可用于治疗良性和恶性疾病，可能会造成溃疡和影响伤口愈合的动脉内膜炎。此外，由于慢性放射性皮炎、变应性接触性皮炎、鳞状细胞癌和血管肉瘤，放射治疗后，皮肤溃疡的风险增加。

六、人工皮炎

人工皮炎又称人为性皮炎，是指患者通常由于潜在的心理问题对自身皮肤造成的损伤。与故意自残不同，患者会试图隐瞒造成伤口的原因。伤口外观可能与患者自述病史

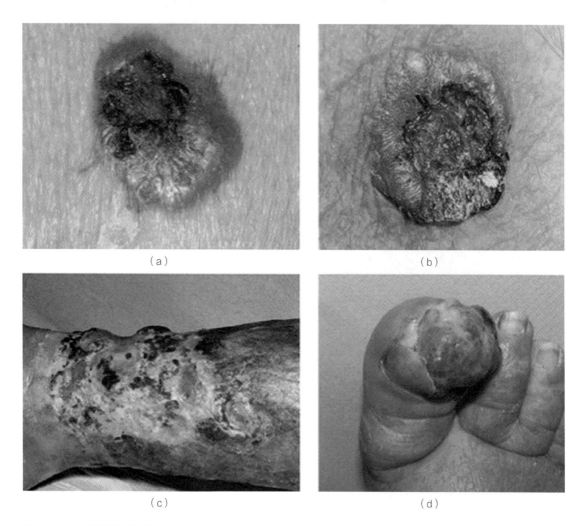

（a）

（b）

（c）

（d）

图 8-11   皮肤恶性肿瘤

（a）基底细胞癌；（b）鳞状细胞癌；（c）皮肤淋巴瘤；（d）恶性黑色素瘤。

大相径庭，位置也可能比较特殊。可以从伤口外形和皮肤活体组织检查中进一步获得诊断线索，以排除病变，确定是否存在异物。

有时需要住院以明确诊断。直接询问患者通常不会得到准确答复。理想情况下，应由心理学或精神病学的多学科团队来进行治疗，但患者往往会拒绝接受心理健康服务。此类伤口会引起并发症，例如感染和瘢痕，因此持续的支持性治疗非常重要。

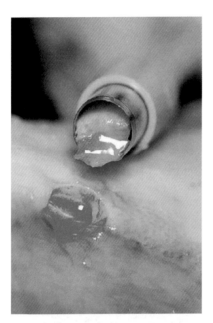

图 8-12　对慢性腿部溃疡进行穿刺活体组织检查以进行组织病理学分析

样品中应包括伤口边缘和伤口床，以便将伤口与正常皮肤进行比较。

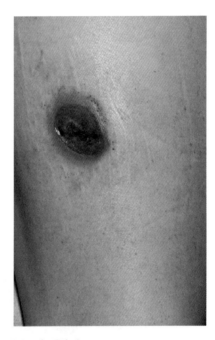

图 8-14　人工皮炎

注意大腿上不易患病的位置和周围健康的皮肤。

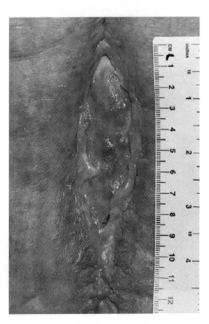

图 8-13　由于放射治疗对外科手术伤口周围皮肤造成损伤而导致伤口未愈合

参考文献

Jennette J.C., Falk R.J., Andrassy K., et al. Nomenclature of systemic vasculitides. Proposal of an International Consensus Conference. Arthritis Rheum 1994;37:187–192.

延伸阅读

Cohen, P.R. (2009). Neutrophilic dermatoses: a review of current treatment options. American Journal of Clinical Dermatology 10 (5): 301–312.

Enoch, S., Miller, D.R., Harding, K.G., and Price, P.E. (2004). Early diagnosis is vital in the management of squamous cell carcinomas associated with chronic non-healing ulcers: a case series and review of the literature. International Wound Journal 1 (3): 165–175.

Nigwekar, S.U., Thadhani, R., and Brandenburg, V.M. (2018). Calciphylaxis. New England Journal of Medicine 378: 1704–1714.

Panuncialman, J. and Falanga, V. (2010). Unusual causes of cutaneous ulceration. Surgical Clinics of North America 90 (6): 1161–1180.

Rawlings, C.R., Fremlin, G.A., Nash, J., and Harding, K. (2016). A rheumatology perspective on cutaneous vasculitis: assessment and investigation for the non-rheumatologist. International Wound Journal 13 (1): 17–21.

Chapter 9 | **Infections**

第 9 章 | **感染**

Brendan Healy[1] and Andrew Freedman[2,3]
[1] Microbiology Department, Public Health Wales, Cardiff, UK
[2] Cardiff University School of Medicine, Cardiff, UK
[3] Cardiff and Vale University Health Board, Cardiff, UK

概述

- 感染是慢性伤口和急性伤口愈合缓慢的主要原因。
- 所有伤口在处理前都需要进行检查。没经过肉眼检查是不能处理伤口的。
- 伤口感染的临床诊断要基于患者症状、伤口特征及周围皮肤的特点。
- 大多数伤口感染是浅表性感染，但也会发生更深层次的感染或全身性感染。
- 脓液或组织标本检查优于伤口拭子。
- 伤口样本的微生物学检查结果不能用于伤口感染的确诊，但有助于指导临床感染伤口的抗生素治疗。

尽管采取了最佳治疗，部分伤口还是愈合缓慢。在慢性伤口中，感染会导致持续的非正常炎症反应，进而造成伤口愈合缓慢。临床和微生物学面临的挑战是确定哪些伤口因感染而导致愈合延缓，以及哪些全身或局部抗菌治疗会对愈合有益。虽然大多数感染是浅表的，只累及伤口和周围皮肤，但也可能发生更严重的感染，包括全身性败血症、脓肿形成、骨髓炎和坏死性筋膜炎。此外，局部伤口感染控制不当可导致蜂窝织炎、淋巴管炎、菌血症、全身炎症反应综合征、多器官衰竭和死亡。

急性伤口感染通常表现为泛红、肿胀、发热和疼痛。但慢性伤口的感染可能更难诊断。宿主的反应常受潜在疾病的影响，如糖尿病、慢性静脉功能不全或外周动脉疾病，其感染迹象可能更难发现。尽管有些床旁检测正在研发中，但目前还没有有效的试验可用于感染诊断。

葡萄球菌和链球菌是社区获得性浅表创伤最常见的病原体。咬伤处可能会发现更多不常见的病原体，能反映咬伤动物的口腔菌群。引起手术伤口感染的病原体因手术解剖部位和病原体来源不同而不同，反映了感染的内源性和当地／医院菌群［如对抗生素耐药性更强的菌群，包括耐甲氧西林金黄色葡萄球菌（MRSA）］。

所有的慢性伤口都有细菌寄生。生物负荷（细菌存在的数量）是指一个连续过程，从污染到定植，再到局部感染和全身感染。伤口处的微生物通常是多类群的，而且可以形成生物膜。生物膜是具有抗微生物制剂耐

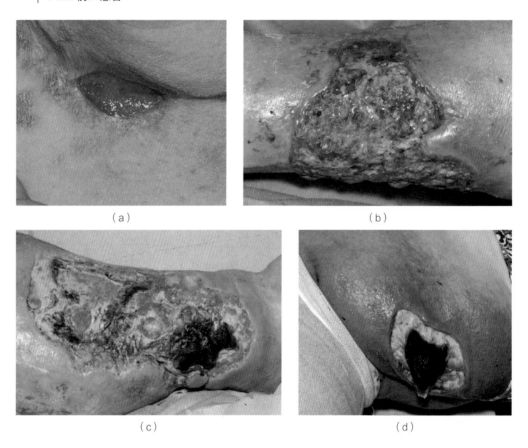

图 9-1   四种伤口类型

（a）一个正在愈合的洁净伤口；（b）腿部溃疡伴有严重的腐肉，很可能有细菌定植——应该杀菌以帮助愈合；（c）腿部溃疡伴组织坏死和非健康组织，可能导致局部感染，通常采用清创术加局部抗菌剂（如含银敷料）治疗；（d）溃疡伴蜂窝织炎——需要全身性抗生素治疗。

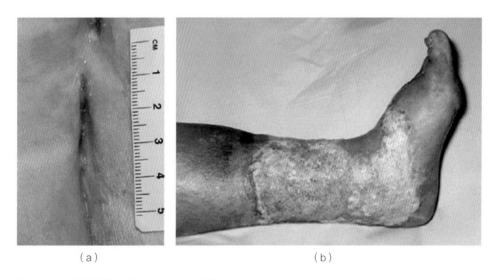

图 9-2   渗出液的变化可提示伤口感染

（a）脓性渗出液；（b）绿色渗出液（典型的假单胞菌感染）。

伤口感染的迹象

- 泛红。
- 发热。
- 疼痛。
- 肿胀。
- 渗出液（脓性、浆液状或血性浆液）。
- 散发臭味。
- 愈合不良。
- 接触出血。
- 上皮桥。
- 组织破裂。
- 存在非健康肉芽组织。
- 没有其他感染性病灶时出现全身性疾病。

咬伤的处理

- 进行细致的外科清创和伤口清洗。
- 从深层组织采取样本进行微生物检测。
- 考虑使用抗生素进行经验性治疗。
- 考虑破伤风预防。
- 如果被外来动物咬伤，寻求微生物学方面的建议。

一、伤口取样

（一）什么时候取样

并非所有伤口都适合取样。适于提取培养样本的伤口类型包括：明显感染的伤口，正在恶化、范围增大的伤口，以及尽管愈合环境良好但愈合不佳的伤口。伤口感染的指标包括泛红、肿胀、脓性渗出液、臭味、疼痛，以及在没有其他感染性病灶的情况下出现全身性疾病。局部伤口感染的微妙迹象包

药性的微生物群落，而且能够逃避宿主防御。众所周知，生物膜很难识别和治疗。建议采用常规清创术破坏生物膜，然后用防腐剂清洗患处并局部使用抗菌敷料。

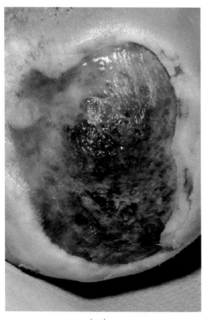

（a）

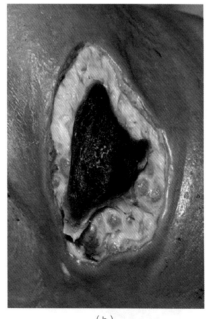

（b）

图 9-3   伤口床的变化提示伤口感染

（a）糖尿病足溃疡中的非健康肉芽组织；（b）坏死组织，周围皮肤出现红斑。

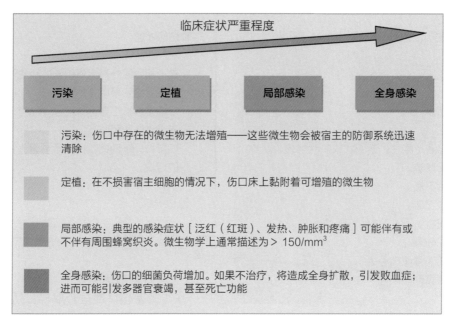

临床症状严重程度

| 污染 | 定植 | 局部感染 | 全身感染 |

污染：伤口中存在的微生物无法增殖——这些微生物会被宿主的防御系统迅速清除

定植：在不损害宿主细胞的情况下，伤口床上黏附着可增殖的微生物

局部感染：典型的感染症状［泛红（红斑）、发热、肿胀和疼痛］可能伴有或不伴有周围蜂窝织炎。微生物学上通常描述为 > 150/mm³

全身感染：伤口的细菌负荷增加。如果不治疗，将造成全身扩散，引发败血症；进而可能引发多器官衰竭，甚至死亡功能

图9-4 慢性创伤的生物负荷度

括"泡沫"样非健康肉芽组织、接触性出血、组织破裂和上皮桥。伤口取样也可用于微生物耐药性监测（取决于采用的实验方案），须在某些外科手术（如皮肤移植）之前进行。

（二）样本类型

1. 浅表伤口拭子

浅表伤口拭子的取样和处理比较容易，加之成本相对较低而且是无创的，使其成为大多数情况下最合适的伤口采样方法。不过浅表拭子培养的结果可能只是反映定殖菌群，不一定能代表侵入深层组织的病原微生物。此类微生物与深入手术和深穿透性伤口关系密切。

如何获取浅表伤口拭子

· 清除表面碎片，然后擦拭伤口床——获得表面伤口拭子的最佳方法。
· 拭子应该包含培养基和活性炭，因为其有助于在实验室分析之前保存细菌。
· 及时将拭子送到微生物实验室至关重要。

2. 组织和脓液

尽可能收集组织样本和脓液样本，此类样本中生长的致病菌群更具有代表性。它们也适用于微生物定量分析和其他用于提高诊

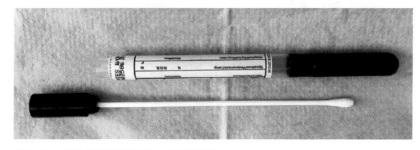

图9-5 活性炭拭子用作伤口表面拭子

断精确度的技术（如肉汤培养）。当对伤口进行治疗性清创术及浅表取样无效时，应采用组织取样。在骨髓炎病例中，最好在开始用抗生素治疗前进行骨取样。

3. 微创技术

皮肤磨削术和各种吸收垫为伤口微创取样提供了条件。可供选择的产品很多，只是目前均不适于日常使用。

（三）微生物分析

1. 半定量分析

大多数实验室会对伤口拭子进行半定量分析。需要将生长的菌落分为稀疏、轻度、中度和重度 4 个等级。半定量分析适用于分析活跃且生长迅速的微生物。对厌氧菌等对环境挑剔的微生物代表性不强。已证明烧伤伤口床和糖尿病足溃疡的微生物半定量计数与定量组织计数有一一对应的关系。

2. 定量分析

细菌负荷大于 10 万个微生物或每克组织的单位菌落是预测伤口感染的因素。一些被细菌严重侵袭的伤口能够自动愈合，而一些微生物定植可能性极低的伤口却会出现严重的感染。感染取决于微生物的致病性、伤口的类型和宿主的反应。

3. 结果分析

大多数伤口拭子会检测到细菌滋生。伤口细菌的生长并不等同于感染，因此仅根据微生物学结果进行治疗是不合理的。应根据临床表现而非微生物学结果判断是否为伤口感染。伤口样本的微生物培养结果可用于指导临床感染伤口的抗生素治疗。

二、治疗

伤口感染与全身性疾病相关，深度侵袭或蜂窝织炎需要全身经验性抗生素治疗，同时等待培养结果。治疗方法的选择取决于伤口的类型和位置、先前的微生物学检查结果和宿主自身因素，如有无药物过敏史和合并症。根据局部抗菌药物处方指南选择最适当的经验性抗生素治疗方式，必要时应寻求专家建议。

为局部感染的伤口选择最合适的治疗方式更具挑战性。许多伤口仅需外用消毒剂，如含银化合物或碘，而且应尽可能在治疗的第一阶段使用。局部治疗可避免全身性抗生素治疗造成的潜在不良反应，如艰难梭菌引发的腹泻、变态反应、肠胃不适和病菌选择性耐药。然而，局部治疗有时会产生局部刺激效应，可能会延迟伤口的愈合。如果局部用药不成功，则可能需要全身治疗。治疗时应遵循局部治疗指南，并结合微生物学检查结果和专家建议。

一般情况下，不建议局部使用抗生素。其原因是抗生素对被感染的深层皮肤渗透能力不足，会产生抗生素耐药性，引发变态反应、局部刺激效应，以及应用于大面积伤口时会导致全身吸收。在某些情况下，短期局部抗生素治疗是有效的（如局部使用甲硝唑治疗散发恶臭的伤口）。

表 9-1　微生物分析

分析方法	合适的样本	优点	缺点
革兰氏染色	组织、脓液或干拭子，立即转运到实验室	即时见效，与定量计数有紧密的相关性	敏感性差，无抗生素灵敏度模型
定量培养	组织、脓液、磨皮标本、吸湿垫样本	微生物计数 > 10^5 个或每克组织的单位菌落计数预测伤口感染	有创性取样，高劳动强度、昂贵，不适用所有样本
半定量培养	所有类型的样本	实用性强，适用于拭子采集，与定量分析相关	不精确，适用于生长迅速的活跃微生物

局部抗菌制剂

· 碘释放剂（聚维酮碘制剂、卡地姆碘制剂）。
· 高锰酸钾溶液。
· 醋酸溶液（对假单胞菌特别有效）。
· 银释放剂（复合银敷料，磺胺嘧啶银）。
· 局部抗生素（如甲硝唑）。

三、特殊感染

（一）坏死性筋膜炎

临床医师必须时刻对坏死性筋膜炎保持警惕性。如果患肢有机会保留，需迅速对坏死组织进行手术清创，并对此病症高度警惕。该病重要的临床特点包括与临床症状不相符的疼痛、感染区麻木和全身性疾病。

（二）与伤口感染相关的骨髓炎

邻近感染病灶直接骨移植有可能会出现骨髓炎。这是一种极其严重的伤口感染并发症，需要专科医师的干预和治疗。

表 9-2　坏死性筋膜炎的临床特点

早期表现	晚期表现
疼痛（可能与临床症状不成正比）	剧烈疼痛
蜂窝织炎	皮肤变色（紫色或黑色）
患处肿胀	发病迅速
硬化	出血性大疱
皮肤麻木	捻发音
发热	排出"洗碗水"样液体
心动过速	严重脓毒症或全身炎症反应综合征
	多器官功能衰竭

注：基于 Hasham 等人的调查（2005）。

1. 诊断

对骨髓炎进行诊断时，应优先考虑即便采用了最佳治疗但仍未愈合的慢性伤口，或可以探测到骨骼的伤口（特别是糖尿病患者）。X 线检查应作为受累区域的一线检查手段。不过，感染 2 周后相关影像学检查才可能显示病变。因此，单次 X 线检查结果阴

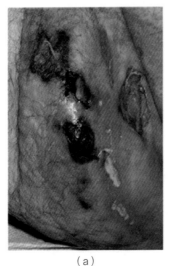 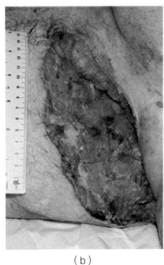 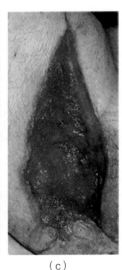

（a）　　　　　　　（b）　　　　　　　（c）

图 9-6　坏死性筋膜炎的手术治疗

（a）腹股沟坏死性筋膜炎——诊断时的外观；（b）紧急外科清创术后的大面积伤口；（c）负压伤口治疗过程中的伤口愈合。

性并不能排除骨髓炎。磁共振成像比普通射线成像更灵敏。无论是骨显像技术还是白细胞标记扫描，核医学检查都会有所帮助，不过需要仔细分析。无论使用何种方法，都难以区分骨髓炎和慢性软组织感染。

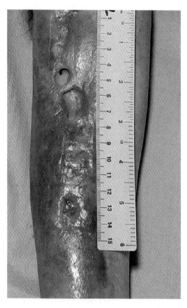

图 9-7　慢性胫骨骨髓炎伴有小腿前侧多处伤口

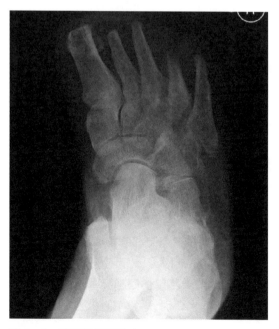

图 9-8　第四跖骨骨髓炎

X 线显示第四跖骨骨髓炎伴有糖尿病足溃疡。既往有过经跖骨前足截肢。

2. 治疗

抗生素难以渗透到坏死的骨骼中，因此抗生素疗程可能很长。因此，应首先确定病原体尤为重要，以便针对性地实施抗生素治疗。在没有全身性疾病的理想情况下，对感染骨骼的微生物采样应先于抗生素治疗。只有特定的患者才需要在术后接受长时程全身抗生素治疗（通常至少 6 周）。外科手术可以清除所有坏死的骨骼和组织，并提供深层样本进行微生物分析。一些患者因为伤口的位置不佳或患有合并症而无法进行手术。在这种情况下，可能需要延长抗生素疗程。

治疗方法的选择取决于病原体对抗生素的敏感度，以及抗生素的特性（如骨穿透性）和宿主情况（如药物过敏）。为了获得最大的疗效，常采用联合治疗。可采用炎症标志物（C 反应蛋白）和放射影像对疗效进行监测，但在临床上放射检查结果往往要在症状改善 6 周后才会有所体现。

当伤口恶化或引发全身性疾病时，可采用长期抑制疗法或周期性抗生素治疗慢性骨髓炎。

（三）耐甲氧西林金黄色葡萄球菌

具有抗 MRSA 活性的局部抗菌药物，如含碘化合物和含银化合物，可用于治疗无侵袭、无蜂窝织炎或无全身不适迹象的局部感染伤口。

对于有全身性不适的个体，糖肽（万古霉素或替考拉宁）仍经常作为一线用药。达托霉素是一种替代选择。在骨髓炎和伤口感染 MRSA 的所有病例中，通常会添加第二种抗葡萄球菌药物，如夫西地酸或利福平，这类药物对骨骼和皮肤浅表部位渗透性良好。利福平和夫西地酸均可引起肝炎，需要定期监测肝功能。

耐甲氧西林金黄色葡萄球菌感染的口服药物选择包括唑烷酮类（利奈唑胺、特地唑胺）、克林霉素、多西环素和复方新诺明。利福平或夫西地酸常被用作辅助药物。利福

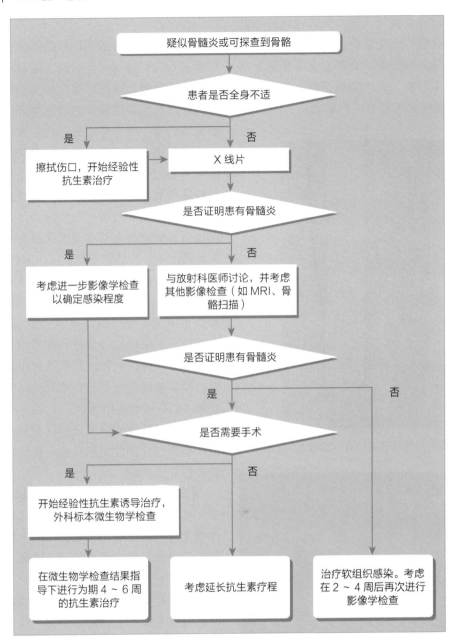

图 9-9　疑似骨髓炎的处理算法

平和夫西地酸都不能作为单药治疗，因为在治疗过程中会产生耐药性。通常会避免利福平与夫西地酸的联合使用，因为可能会有肝毒性风险。唑烷酮类的生物利用率良好，可口服给药，具有良好的皮肤和骨渗透性。短期治疗（2 周以下）可耐受。

目前唑烷酮类的使用受到其不良反应的限制，包括骨髓抑制和视神经紊乱。利奈唑胺的许可使用期限为 28 天。

（四）假单胞菌伤口感染

在处理伤口时，假单胞菌会引起特殊的症状。它经常在静脉性溃疡和烧伤等"湿润"的伤口上生长。当假单胞菌存在时，伤口呈绿色，会产生特殊气味及大量渗出液。因此，临床上常常可以诊断出假单胞菌的存在。外用醋酸（浓度 1% ~ 5%）对感染假单胞菌的伤口治疗非常有效，应尽可能作为一线治疗手段。

在用全身抗生素治疗假单胞菌感染时必须要注意，药物的选择非常有限，只有一种口服药物（喹诺酮类药物，如环丙沙星）。此外，假单胞菌在治疗期间很容易对抗生素产生耐药性。因此，全身性治疗时应谨慎使用抗生素。如果给予多余的治疗，并且出现耐药性，未来的治疗就会变得更加困难。双重治疗是一种减少耐药性发展风险的策略。笔者认为，全身性治疗也应始终与局部治疗（如醋酸）相结合，以减轻浅表感染的负担，控制耐药性发展。

在开始全身使用抗生素之前，应该仔细评估伤口。如果条件允许，应首先进行局部治疗。对那些感到全身不适、局部治疗无效和伤口床或周围组织有明显感染迹象的患者，则应采取全身治疗。为降低伤口复发的风险，消除造成伤口的潜在因素也非常重要。假单胞菌不会在干燥的伤口中繁殖。

（五）造成慢性伤口的感染

有时，慢性伤口由深部感染引起，如慢性感染植入物。从感染部位到体表形成的窦道会使伤口渗出液增多。除非采用外科手术或抗生素治愈潜在感染，否则伤口无法愈合。当以上治疗方案不可行时，可采用长期抗生素抑制治疗控制感染，并使用合适的敷料，以减轻患者的症状。

某些特定类型的病原生物可造成皮肤变性和 / 或出现伤口，例如肺结核、皮肤利什曼病和类鼻疽病。此类感染在英国很少见，但对于从疾病流行区返回的游客或者外国移民，应考虑该可能。一旦出现疑似案例，需要与当地微生物科进行讨论，同时需要采取专项检查和治疗。

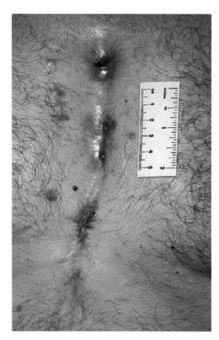

图 9-10　心脏手术后慢性纵隔炎引起的胸部窦道

参考文献

Hasham, S., Matteucci, P., Stanley, P.R., and Hart, N.B. (2005). Necrotising fasciitis. BMJ 330: 830–833.

延伸阅读

International Wound Infection Institute (IWII) (2016). Wound Infection in Clinical Practice. London: Wounds International.

Lipsky, B.A., Senneville, E., Abbas, Z.G. et al. (2020). Guidelines on the diagnosis and treatment of foot infection in persons with diabetes (IWDGF 2019 update). Diabetes/Metabolism Research and Reviews 36 (S1): e3280.

Lipsky, B.A., Dryden, M., Gottrup, F. et al. (2016). Antimicrobial stewardship in wound care: a position paper from the British Society for Antimicrobial Chemotherapy and European Wound Management Association. Journal of Antimicrobial Chemotherapy 71: 3026–3035.

第 10 章 淋巴水肿与伤口

Christine Moffatt[1] and Melanie Thomas[2]
[1] School of Social Sciences, Nottingham Trent University, Nottingham, UK
[2] Lymphoedema Network Wales, NHS Wales Health Collaborative, UK

概述

· 淋巴水肿十分常见，全世界超过 2.5 亿人都曾受其困扰。

· 人们常混淆淋巴水肿与慢性水肿，这两者都是由淋巴系统衰竭引起。

· 淋巴水肿存在多种病因。原发性淋巴水肿是由淋巴系统发育异常引起，而继发性淋巴水肿是由获得性淋巴系统损伤引起。

· 淋巴水肿可导致多种皮肤病变，如蜂窝织炎和皮肤溃疡。

· 淋巴水肿的主要治疗方式是通过皮肤护理、按摩、运动及压迫实现消肿。

许多医疗保健系统会设置不同的科室以分别治疗淋巴水肿、慢性水肿和伤口。这种缺乏整合的医疗保健系统往往会导致不良后果：水肿导致伤口无法愈合，以及慢性伤口引发水肿。近年来，越来越多的人开始认识到，为了优化治疗的效果和促进保健服务的标准化，有必要对淋巴水肿的流行病学和自然史进行界定。

世界各地对淋巴水肿易感人群的界定存在相当大的误解。在发展中国家，人们认为淋巴水肿与淋巴丝虫病相关性最大。这是一种以蚊子为媒介，由寄生虫感染引起的热带疾病。在西方，人们通常认为癌症及相关治疗会导致淋巴水肿，尤其多发于乳腺癌人群（其中 1/4 的患者会出现淋巴水肿）。事实上，在接受淋巴水肿治疗的患者中，只有 1/3 的人患有癌症，约 10% 的人患有原发性淋巴水肿，而超过 60% 的人患有继发性淋巴水肿。继发性淋巴水肿与静脉性疾病、活动受限及合并症（如心力衰竭和肥胖）相关。在全世界范围内，淋巴水肿的患病人数为 1.4 亿 ~ 2.5 亿人。上述数据表明我们对淋巴水肿易感人群的界定仍不准确。

淋巴水肿是一种慢性疾病，会对患者的生活质量产生严重影响。淋巴水肿导致的肢体增大会影响患者的行动能力和体像，引发疼痛及不适。对于常见的皮肤病变，如复发性蜂窝织炎，患者需要长期注射抗生素并频繁接受住院治疗。

一、淋巴水肿的定义

淋巴水肿是指已经持续出现 3 个月及以上的水肿。人们常将淋巴水肿与慢性水肿混为一谈，两者都是由淋巴系统衰竭引起的。淋巴系统是由淋巴管和淋巴结组成的运输网络，它负责将组织间液运输到血液中，此外，它还参与免疫防御及淋巴细胞、细菌、蛋白质和细胞碎片的运输。淋巴系统的异常或损伤不仅会导致单个肢体或多个肢体及相应躯干出现肿胀，还会导致头部、颈部、乳房或生殖器的肿胀，更严重时会侵袭内脏。

二、淋巴水肿的病因

原发性淋巴水肿是由先天性疾病或淋巴管发育异常引起的，可发生于出生时、早年或晚年。癌症治疗（如淋巴结清扫术或放射治疗）、创伤、活动受限、肥胖和静脉性疾病可造成淋巴系统损伤，进而引起继发性淋巴水肿。

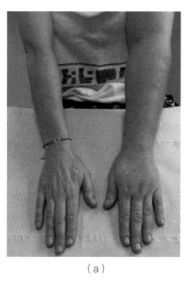
（a）

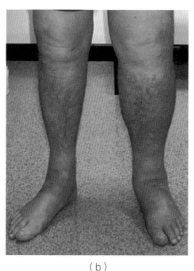
（b）

图 10-1　癌症治疗引起的淋巴水肿

（a）单侧上肢淋巴水肿；（b）单侧下肢淋巴水肿。

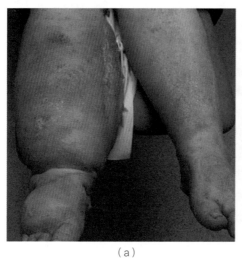
（a）

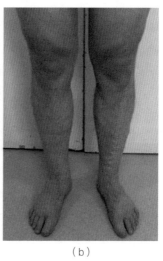
（b）

图 10-2　下肢淋巴水肿

（a）下肢创伤引起的淋巴水肿；（b）淋巴静脉水肿。

原发性淋巴水肿的分类

- 先天性淋巴水肿——在出生时或幼儿早期发病。
- 早发性淋巴水肿——发病年龄在 2 ~ 35 岁（多见于青春期）。
- 迟发性淋巴水肿——通常在 35 岁后发病。

淋巴水肿通常伴发淋巴管结构异常和功能异常。低输出量衰竭，即淋巴运输量减少，是由发育不全、梗阻、瓣膜不全和收缩性丧失（如由于运动丧失）引起。高输出量衰竭是由淋巴运输量过多引起，常见于肝硬化、肾病综合征、心力衰竭或静脉功能不全等疾病。长期高输出量衰竭会导致淋巴系统持续受损。

无论根本病因是什么，只要蛋白质、大分子物质、透明质酸、脂肪、水和细胞碎片在间质中逐渐积累，淋巴运输就会停滞。淋巴系统受损也会导致慢性炎症及组织的继发性退行性病变。间质积液对细菌来说是一种丰富的培养基。上述因素的共同作用可导致蜂窝织炎反复发作，其伴发的伤口可加重淋巴管损伤，进而导致水肿恶化和组织病变，如纤维化和脂肪组织沉积。

三、分期

目前有多种表述淋巴水肿疾病进展的分期系统。最常用的分期系统是由国际淋巴学会制定的。该分期系统根据组织的病变程度对不同阶段进行定义。现用的分期系统均存在局限性，且没有经过相关的临床验证。在临床实践中，组织病变的评估往往存在困难，而且评估纤维化的客观方法并没有得到广泛应用。不过，目前认为组织病变的进展是预测治疗（如压力治疗）效果的重要因素。

淋巴水肿并发症

- 皮肤病变和慢性伤口。
- 复发性蜂窝织炎。
- 淋巴管肉瘤（斯图尔特－特里夫斯综合征）。

表 10-1　淋巴水肿分期

分期	说明
0 期	疾病处于潜伏期或亚临床状态，尽管淋巴运输功能受损，且有患淋巴水肿的风险，但临床肿胀症状并不明显。0 期淋巴水肿可伴随患者多年
1 期	早期阶段，积液中的蛋白质水平高。可以通过抬高肢体减轻肿胀。组织质软，常出现压凹性水肿。肢体增大程度 < 20%
2 期	积液可引起压凹性水肿 / 非压凹性水肿，无法通过抬高肢体缓解肿胀。在后期可能会出现皮肤病变，如纤维化。肢体增大程度为 20% ~ 40%
3 期	非压凹性水肿伴皮肤病变，包括角化过度、乳头状增生、复发性蜂窝织炎。肢体增大程度 > 40%

注：来自国际淋巴学会（2016）。

四、淋巴水肿对皮肤的影响

淋巴水肿可导致皮肤病变，从而导致慢性伤口恶化。淋巴水肿导致的常见皮肤病变如下。

（一）角化过度

由于皮肤增厚伴角蛋白过多，皮肤表面会出现褐色或灰色的斑块。机械创伤，如鞋类和压力设备对皮肤造成的低摩擦力，往往会加重角化过度。请勿将角化过度与黑棘皮病（与肥胖和内分泌失调相关的皮肤色素沉着）混淆。

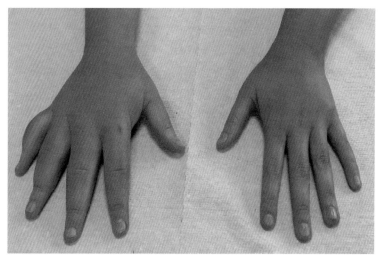

图 10-3　原发性淋巴水肿

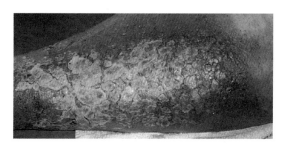

图 10-4　角化过度

（二）乳头瘤病

由于淋巴管扩张及纤维化，表皮可见质地发硬的隆起，且常伴角化过度。

（三）淋巴管扩张症

多见充满体液且质地柔软的隆起或囊肿。扩张的淋巴管容易破裂且伴轻微创伤，会导致淋巴漏。

（四）淋巴漏

当皮肤表面破损时，淋巴液会从水肿组织中渗出。淋巴漏经常导致"湿腿"，并增大患浅表伤口、溃疡和蜂窝织炎的风险。

（五）毛囊炎

毛囊炎通常是指由细菌或真菌感染导致的局部皮疹伴小脓疱，可发病于任何部位，

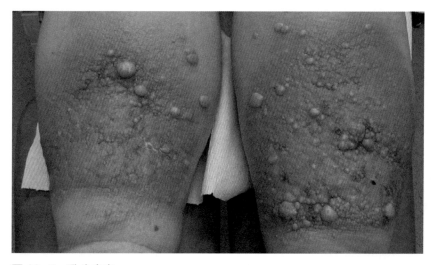

图 10-5　乳头瘤病

但常出现在躯干、臀部和四肢。因为乳膏会堵塞毛囊，所以润肤剂可能会引起非感染性毛囊炎。金黄色葡萄球菌是毛囊炎的常见致病菌，可导致蜂窝织炎。毛囊炎的其他病因包括真菌感染，如念珠菌通常会侵染皮肤皱褶等潮湿部位。

（六）蜂窝织炎

由于免疫应答受损，超过 50% 的淋巴水肿者会患有蜂窝织炎。多数患者常反复发作，且需要经常住院接受静脉注射抗生素。A 组链球菌和金黄色葡萄球菌是蜂窝织炎的主要致病菌，但我们不一定能识别出致病微生物。蜂窝织炎的临床特征包括疼痛、肿胀、发热、发红、淋巴管炎和起水疱。严重时，患者会出现全身性不适。在极少数情况下，特别是对于免疫功能低下的患者，蜂窝织炎可导致败血症、坏死性筋膜炎和脂膜炎。足癣、静脉湿疹、溃疡、趾甲受伤，以及由宠物、植物或昆虫造成的创伤均可能造成感染。急性蜂窝织炎会加重淋巴损伤和水肿。可参考英国淋巴学会的相关指南对淋巴水肿导致的蜂窝织炎进行治疗，部分患者需要长期注射预防性抗生素。

（七）接触性皮炎

局部皮肤暴露于刺激物或变应原时，会出现皮肤发红、起水疱和瘙痒 / 疼痛等症状。接触性皮炎常见于水肿患者，尤其常见于那些由皮肤屏障功能丧失，以及定期或长期接受局部治疗及外用敷料等因素导致的静脉性溃疡患者。斑贴试验有助于识别变应原。导致病情恶化的因素有尿失禁、卫生条件差和水肿控制失败。

（八）相关神经病变

周围神经病变可直接或间接影响血液及淋巴的运输、保护膜的形成，以及对伤害性刺激物的识别和反应。由于充血、重力、淋巴静脉泵丧失和行动不便等因素的共同作用，活动受限肢体会出现慢性水肿。对于淋巴水肿和周围神经病变患者，其伤口通常是由鞋子、压力疗法、轮椅等造成的不易察觉的创伤引起。

（九）溃疡

慢性炎症、易受感染及水肿导致的组织灌注减少，不仅增大了患者患皮肤溃疡的风

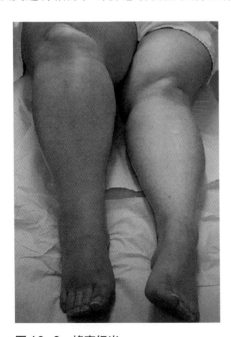

图 10-6　蜂窝织炎

右下肢可见肿胀及红斑。

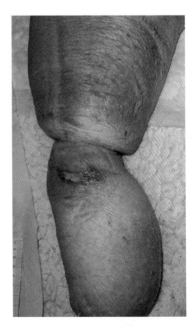

图 10-7　加压绷带导致的溃疡

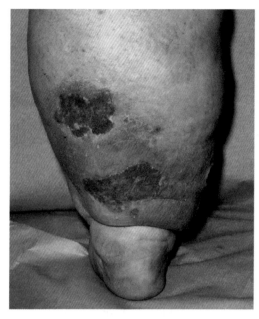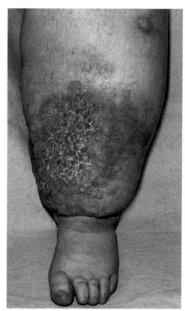

图 10-8   淋巴水肿导致的下肢溃疡

险，还会减缓伤口愈合。溃疡常为蜂窝织炎或静脉疾病的并发症，原发性淋巴水肿患者极少发病。动态静脉高压会引发静脉性溃疡，轻微创伤或相关静脉湿疹可能会引发静脉性溃疡。虽然部分患者主诉溃疡是自发的，且无明显病因，但是我们可以把水肿看作导致溃疡复发的已知危险因素。对于并发其他疾病（如淋巴水肿和外周动脉性疾病）的患者，需要对其进行全面评估，并考虑其他病因。

五、淋巴水肿的治疗

国际共识最佳实践文件（2006 年淋巴水肿准则）概述了淋巴水肿的治疗方法。淋巴水肿的治疗需要全面的多学科方法，包括以下内容。

（1）锻炼身体以加快淋巴和静脉的流动。

（2）通过压迫疗法和淋巴引流技术实现消肿并维持正常状态，旨在减小肢体大小／体积，以及提高组织相容性。

（3）皮肤护理，以改善皮肤状态、治疗并发症和降低患蜂窝织炎的风险。

（4）降低风险，以防范加重淋巴水肿的因素。

（5）进行疼痛治疗及心理治疗，以增强患者的自我治疗能力与自我效能感。

消肿治疗的证据基础越来越多。不过，关于多模式治疗及如何在异质人群中应用消肿疗法，仍存在许多未解问题。当前，消肿治疗可分为以下两个阶段。

强化治疗：此阶段的目的是提供强化治疗，以减轻水肿、重塑肢体和改善皮肤状况，如治疗淋巴漏。治疗方法包括使用多层压力绷带配合皮肤护理、运动和淋巴引流技术。强化治疗需持续数周（通常 1 ~ 4 周），不过水肿症状大多会在治疗的第一周内减轻。可以以每天 1 次或每周几次的频率更换绷带，以减轻水肿。

长期治疗／维持治疗：此阶段的重点是阻止肿胀恶化，增强肢体功能并实现肿胀的长期控制。主要通过穿压力衣及使用压缩绷带和压力设备进行压力治疗。但是有些患者可能会选择自我包扎治疗，尤其在夜间。支持、教育及鼓励是帮助患者适应慢性疾病生

表 10-2 与淋巴水肿和慢性水肿相关的伤口

伤口类型	病因
静脉性溃疡	与静脉曲张、深静脉血栓形成、肥胖和活动度降低有关
感染	蜂窝织炎的表征
	坏死性筋膜炎 / 脂膜炎
	真菌感染
创伤	骨科手术
	在包扎过程中，因敷料不适造成的压力性损伤
	压力性损伤常与神经病变有关
神经性病变	压力疗法使用不当造成的压力性损伤
	压力性溃疡
肿瘤	因手术或放射疗法等治疗造成的伤口
	侵入性肿瘤造成的真菌性伤口
	皮肤肿瘤，如基底细胞癌、鳞状细胞癌和黑色素瘤
皮肤病	静脉湿疹
	变应性接触性皮炎 / 刺激性皮炎
	糜烂性脓疱疮
	斯图尔特 - 特里夫斯综合征（淋巴管肉瘤）——一种罕见的淋巴水肿并发症
	天疱疮 / 类天疱疮——可能是由摩擦力或压迫治疗时敷料不适引起
病态肥胖	伤口是由多种因素综合作用导致，如压疮、真菌感染、行动不便及机体功能下降、皮肤护理不良
充血性心脏衰竭	对于严重心力衰竭的患者，伤口常见于绑腿区
人为性伤口	这是一种罕见状况。患者使用止血带可能会人为地造成阻塞性水肿，进而引发 Secretan 综合征
"湿腿"	淋巴漏会导致皮肤浸渍，进而造成浅表伤口

活，最大限度地提高自我治疗能力是控制肿胀的关键。当初始治疗失败或肿胀恶化时，患者需要接受进一步的强化治疗。

（一）姑息治疗

对于预后不良或处于疾病晚期的患者，治疗的重点是缓解症状、预防并发症和最大限度地提高患者的生活质量。该情况下，使用压缩绷带或穿着压力衣通常可以有效地减轻瘀血症状。可联合使用夜间软垫和具有缓痛作用的低压力衣。

（二）其他治疗方法

手术治疗适用于特定病例，例如由肿胀或保守治疗失败造成的重度残疾。治疗方法包括采用减积手术以去除多余的皮下组织和皮肤，或脂肪吸除手术以去除多余的脂肪组织。患者在术后需要长期接受压力疗法治疗。相关数据表明，淋巴静脉分流术和淋巴结移植术有助于恢复淋巴功能，但上述两种手术并不适用于所有的淋巴水肿患者。

不建议用利尿药治疗淋巴水肿，应将其

用于有特殊合并症的患者，如充血性心力衰竭患者。

（三）伤口治疗

并发症及其致病因素的识别和确切诊断有助于制订个性化的诊疗方案，是淋巴水肿者合并伤口患者治疗成功的决定性因素。请遵循伤口有效治疗的原则，优先控制渗出液水平，并高度依赖压力疗法控制水肿。控制淋巴水肿并在可行的情况下根治并发症，如蜂窝织炎，以促进伤口的愈合。在治疗时，请综合考虑伤口愈合及淋巴水肿协会的专家意见，可明显增强治疗效果，可体现在蜂窝织炎发作次数减少，患者生活质量和机体功能的改善。

六、致谢

感谢威尔士淋巴水肿网（Lymphoedema Network Wales）为我们提供的相关临床图像。

参考文献

International Society of Lymphology (ISL) (2016). The diagnosis and treatment of peripheral lymphoedema: 2016 consensus document of the International Society of Lymphology. Lymphology 49: 170–184.

Lymphoedema Framework (2006). Best Practice for the Management of Lymphoedema: International Consensus. London: MEP Ltd.

延伸阅读

British Lymphology Society. (2016). Consensus Document on the Management of Cellulitis in Lymphoedema. Lichfield: British Lymphology Society.

Moffatt, C.J., Keeley, V., Franks, P.J. et al. (2017). Chronic oedema: a prevalent health care problem for UK health services. International Wound Journal 14 (5): 772–781.

Olszewski, W.L. (2003). Pathophysiological aspects of lymphoedema of human limbs: 1. Lymph protein composition. Lymphatic Research and Biology 1 (3): 235–243.

第11章 营养、皮肤护理和大小便自控

Amy Ferris[1], Joseph E. Grey[1], and Girish K. Patel[2,3]

[1] Department of Clinical Gerontology, Cardiff and Vale University Health Board, Cardiff, UK
[2] Welsh Institute of Dermatology, Cardiff and Vale University Health Board, Cardiff, UK
[3] Cardiff University School of Biosciences, Cardiff, UK

概述

- 营养不良会导致伤口愈合减缓。应平衡膳食，摄入足够的碳水化合物、蛋白质、脂肪、维生素和微量元素。
- 营养师应对患者做出进一步的评估，以确保营养不良、营养欠佳或存在大面积复杂伤口（包括烧伤和压力性损伤）的患者摄入足够的营养。
- 伤口周围皮肤常见并发症包括干燥、浸渍、过敏和湿疹，会导致伤口延迟愈合或新的皮肤损伤。
- 大小便失禁会导致皮肤过度潮湿和 pH 改变，会引起皮肤损伤。
- 尿失禁的处理方式包括采取切实可行的措施来控制症状和进行治疗，以解决根本病因。

一、营养

营养不足和营养过剩都会对伤口愈合和组织完整性产生影响。在伤口愈合过程中，机体对能量的需求增加，首先是为了补充分解代谢伤口所消耗的能量，其次是为了满足驱动伤口愈合增生期的合成代谢所需要的能量。细胞外基质的修复和细胞增殖所需能量来自充足的营养（碳水化合物、脂肪和少量蛋白质）、蛋白质的合成和降解（氨基酸），以及以维生素和微量元素形式存在的辅因子。营养支持首先考虑最有效的肠道营养支持途径，尽量减少分解代谢的影响，并满足合成代谢阶段的需要。

对所有患者来说，保持健康的体重是重中之重。肥胖对人体健康有多种危害，还会与伤口愈合迟缓、周围血管疾病的患病风险增加、深静脉血栓形成和活动能力下降（这些都可能导致下肢伤口的形成）相关。

（一）碳水化合物和脂肪

简单伤口的主要能量需求是为了实现胶原蛋白的合成。减少卡路里摄入可能会影响机体内胶原蛋白的合成、结构、沉积和重塑。在碳水化合物和脂肪有限及卡路里摄入减少的情况下，蛋白质可能会被分解以补充能量。在分解代谢阶段，只有大面积复杂伤口（如烧伤或败血症伤口）可能会在总能量需求上对代谢产生直接影响。据估计，大多数成年人每天的总能量需求为 30 ~ 35 kcal/kg。

糖类并不是唯一的能量来源。脂肪酸产生的能量是葡萄糖的 6 倍，同时也是炎症介质和细胞膜的重要组成成分。糖脂和糖蛋白（糖类、蛋白质和脂质以共价方式连接在一起）既是细胞膜的重要组成部分，也是能量来源之一。

（二）蛋白质

人体 1/3 的蛋白质是胶原蛋白，皮肤中近 3/4 的蛋白质是胶原蛋白。胶原蛋白赋予皮肤抗拉强度和弹性，因此胶原蛋白缺乏或缺陷会严重影响伤口愈合。胶原蛋白是免疫系统的重要组成部分，缺乏蛋白质也许会增加伤口感染风险。对于有深层伤口的患者，如 III 期或 IV 期压力性损伤患者，对蛋白质的需求量可达到 1.25 ~ 2.00 g/kg。每天通过伤口渗出液形式流失的蛋白质高达 100 g，需要将其纳入患者的营养方案。

虽然必需氨基酸缺乏的情况并不常见，但据报道，两种超生理剂量的特定氨基酸可以促进伤口愈合。精氨酸（胶原合成过程中脯氨酸的前体）的水平会在人体损伤后降低。精氨酸在维持正氮平衡、刺激 T 淋巴细胞功能、释放生长因子和一氧化氮合成方面有重要作用。有证据表明，精氨酸补充剂和口服营养补充剂可以促进成人伤口愈合。谷氨酰胺（核苷酸合成的前体）对糖原异生有重要作用。谷氨酰胺，一种强抗氧化剂（以谷胱甘肽的形式存在），可促进嗜中性粒细胞的清除，刺激生长激素的释放。虽然人们提倡使用补充谷氨酰胺的方法进行伤口治疗，但其真正优势尚待发现。

（三）维生素

维生素是一种人体无法合成的基本化合物。大多数伤口愈合不良的维生素相关病例都是在营养不良和多种营养物质缺乏的情况下出现的。维生素 C 在伤口愈合中的重要性

从历史角度看维生素 C 对伤口愈合的重要性

- 1498 年，葡萄牙航海家瓦斯科·达·伽马（Vasco da Gama）在非洲最南端旅行时，他的水手患上了维生素 C 缺乏症，但他观察到在船员上岸食用水果后，维生素 C 缺乏症的症状就迅速消失了。
- 1601 年，在前往东印度群岛的航行中，詹姆斯·兰开斯特（James Lancaster）爵士携带了几瓶柠檬汁以预防维生素 C 缺乏症。
- 1747 年，苏格兰内科医师詹姆斯·林德（James Lind）对维生素 C 缺乏症患者中进行了世界上第一次临床试验，他观察到柑橘类水果治疗维生素 C 缺乏症见效快且效果显著。林德得出结论：柑橘类水果是"航海中治疗瘟热最有效的方法"。
- 1795 年，另一位苏格兰医师吉尔伯特·布莱恩（Gilbert Blane）爵士说服海军部勋爵批准在远洋航海时携带柑橘类水果。
- 维生素 C 缺乏症的发病率急剧下降，偶尔也会暴发，比如在马铃薯大饥荒和第一次世界大战期间。
- 1907 年，阿克塞尔·霍尔斯特（Axel Holst）和西奥多·弗里奇（Theodor Frölich）成功建立了维生素 C 缺乏症的动物模型——豚鼠模型，并证明了维生素 C 缺乏症是一种饮食缺乏症。
- 1927 年，匈牙利科学家阿尔伯特·森特格伊（Albert Szent-Györgyi）从柑橘和卷心菜中分离出了维生素 C，并声称维生素 C 在豚鼠模型中可以有效地预防维生素 C 缺乏症。
- 1939 年，约翰·克兰（John Crandon）博士研究了维生素 C 缺乏对自身伤口愈合的影响。在停用维生素 C 182 天后，阑尾切除术后形成的瘢痕开始破裂，且新形成的伤口无法愈合，由此证实了维生素 C 对伤口愈合的重要性。
- 目前已知，维生素 C 是 4- 羟化酶和赖氨酸羟化酶的特定辅助底物，这两种酶在胶原蛋白的生物合成过程中起着重要作用。

已得到充分证实，维生素 A 和维生素 E 对伤
口愈合的重要作用也已得到认同。

视黄酸，维生素 A 的一种存在形式，是
皮肤正常生长和分层所必需的物质。已证实
在饮食不足的情况下，补充维生素 A 可促进
伤口愈合。它还可以缓解皮质类固醇、环磷
酰胺、γ 射线和糖尿病的不良反应。服用维
生素 A 可促进胶原蛋白沉积、巨噬细胞内流
和巨噬细胞活化。

维生素 E 可维持并稳定细胞膜的完整性。
它还可以防止氧化应激，并有利于治疗炎症
性小腿溃疡，如坏疽性脓皮病。

维生素 K 是促进凝血因子 Ⅱ、Ⅶ、Ⅸ 和
Ⅹ 生成的一种重要营养物质。凝血因子 Ⅱ、
Ⅶ、Ⅸ 和 Ⅹ 对血栓形成和预防出血至关重要。

（四）微量元素

许多无机化合物是维持皮肤完整性必不
可少的物质，也具有促进伤口愈合的治疗潜
力。缺锌与伤口延迟愈合相关。然而，虽然
在 3 000 多年前，埃及纸草中就记录了锌的
潜在药用价值，但在临床中，补锌对伤口愈
合的影响仍缺少可靠数据。

镁是多种酶促反应的辅因子（如胶原
蛋白合成），也是正常伤口愈合所必需的微
量元素。铜是蛋白质合成的辅因子，对伤口
愈合也是必不可少的。脯氨酸和赖氨酸都是
胶原合成所必需的物质，这两种物质的羟基
化作用需要铁元素的参与。其他微量元素也
许会促进伤口愈合，但对伤口愈合的具体作
用需要进一步研究。上述微量元素的超生理
剂量摄入是否对伤口愈合有临床益处还有待
确定。

（五）营养状况评估

如果营养筛查显示患者营养不良，建议
转诊给营养师进行专业评估和治疗。要对所
有患者的营养状况进行仔细评估。例如，很
多压力性损伤患者可能因原发性疾病、做饭
困难、进食困难或食欲不振而营养不良。患
者营养状况的初步评估有多种方法。

表 11-1　营养状况评估

非侵入式	侵入式
减肥史	血清肌酐 / 身高指数
体重占理想体重的百分比	血清蛋白
	前血清蛋白
人体测量（如肱三头肌皮褶厚度）	血清转铁蛋白
	血清总铁结合力
	淋巴细胞计数（< $1.8×10^9$/L）
	尿氮评估

（六）营养摄入

营养支持可以提高伤口愈合的速度。营
养支持可以通过肠内途径（通过口服、鼻胃
管或 PEG 补充营养），也可以通过肠外途径。
一般来说，首选方法是"食物优先"，包括
高能量高蛋白食物与强化食物，以增加膳食
的营养价值。患者通常能正常进食，但如果
摄入的食物不足以满足个人营养需求，疗效
就会不尽如人意。营养补充剂以饮料、酸奶、
烈酒或慕斯的形式口服，可小剂量摄入浓缩
卡路里和营养物质。如果患者由于自身机械
性疾病不能吞咽或失去意识，可通过鼻饲或
PEG 喂养将营养物质输入肠道。PEG 植入存
在明显并发症风险，只有其他治疗方法不可
行时才能实施。鼻饲的侵入性较低，但患者
耐受性存在显著差异，且鼻胃管位置问题频
发可能会影响食物的充分摄入。可以正常饮
食但无法满足营养摄入需求的患者可以采用
鼻饲法补充口服饮食。

全肠外营养，即通过静脉途径满足所有
的营养需求，可以用于某些特殊患者。此类
患者可能无法接受肠内营养治疗（如有肠梗
阻或瘘管），也可能吸收功能严重受损（如
有短肠综合征）。专科医师介入治疗存在重
大并发症风险，通常只有在其他治疗方法不
可行时才会采用。

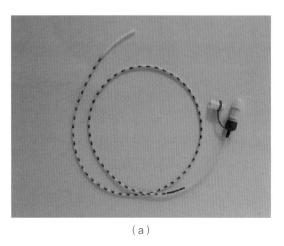

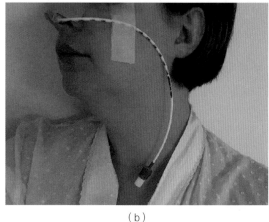

（a） （b）

图 11-1　鼻胃管

（a）标准成人鼻胃管；（b）通过鼻孔插入胃的鼻胃管。

二、皮肤护理

对所有的伤口患者而言，伤口周围皮肤的护理对促进伤口愈合和防止其他部位出现皮肤损伤至关重要。尤其是对于腿部溃疡者，渗出液、刺激物和包扎压力的共同作用通常会引起皮肤问题，如皮炎、浸渍和角化过度。

定期清洁皮肤（最好是通过淋浴或沐浴）、使用无香精润肤霜并选择适当的敷料且定期更换，可以预防或治疗上述并发症。

只有在伤口周围皮肤状态良好的情况下，伤口才可能愈合。伤口愈合时，保持良好的皮肤护理至关重要，既可以减小瘢痕形成的可能性，也有助于预防后期出现组织损伤。

三、大小便自控

大小便失禁会导致皮肤受损或伤口加重，如压力性损伤。失禁普遍见于有慢性伤口风险的人群，如老年人群和神经系统疾病患者。失禁治疗的关键是保护皮肤和促进伤

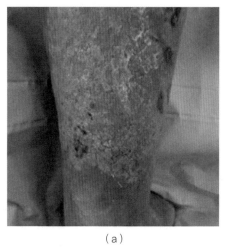

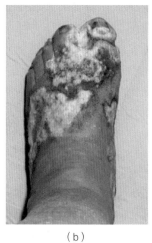

（a） （b）

图 11-2　伤口并发症一

（a）下肢慢性静脉性溃疡伤口角化过度；（b）慢性淋巴水肿伤口周围皮肤严重浸渍。

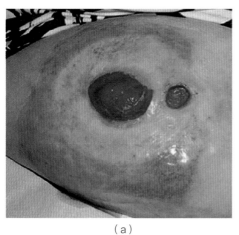

（a）

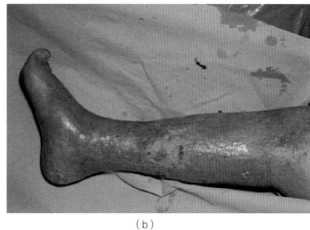

（b）

图 11-3   伤口并发症二

（a）黏性敷料引起的发炎；注意发红区域与敷料的胶黏剂边缘相一致；（b）小腿和足部湿疹。

表 11-2   慢性伤口的常见皮肤问题

皮肤问题	临床表现	治疗方法
皮肤干燥	脱屑、结痂、干裂	用肥皂清洗该部位, 定期使用润肤霜, 保持皮肤的水合状态
浸渍	皮肤表面潮湿, 组织发白, 最初表皮柔软松弛, 后来变厚、僵硬, 呈纤维状	在伤口上覆盖软垫以抑制渗出液, 选择吸收性更好的敷料, 增加敷料更换的频率。防护霜有助于保护脆弱组织。如果水肿是影响伤口愈合的因素, 可以考虑通过压迫和抬高患肢来控制水肿。如果皮肤已经出现浸渍, 需要对坏死组织进行清创以实现伤口愈合
角化过度	皮肤细胞呈小 "斑块" 样补丁鳞状堆积	用肥皂清洗周围皮肤, 促进角化过度的斑块脱落。考虑使用单丝清创垫。也可快速清创去除过度角化的斑块
		水杨酸制剂有助于软化角蛋白
变态反应和接触性皮炎	皮肤发红、发热和瘙痒, 分布于与变应原接触的部位。因为伤口与敷料边缘相一致, 所以常认为是由敷料引起的变态反应	移除变应原 (可能需要进行斑贴试验以识别变应原)。短期外用类固醇治疗炎症
湿疹	瘙痒、脱皮、红斑、擦伤、渗出液且伴有结痂	确保定期使用润肤霜, 并用肥皂代替品清洗
		短期局部使用类固醇
		一旦湿疹得到控制, 就停用类固醇, 以防病情复发
失禁相关皮炎 /皮肤潮湿造成的损伤	早期红斑逐渐发展为浅表组织缺损, 通常广泛且不均匀地分布于伤口周围, 皮褶两侧病变就像 "复制" 或 "亲吻" 一样呈镜像分布。组织也会出现浸渍或擦伤。臀沟处伤口常表现为垂直分布	检查尿失禁的根本病因并进行适当治疗。增加软垫的更换频率。定期清洁患处。使用水性防护霜保护皮肤, 避免损伤加重。导尿管、粪便管理系统, 甚至气孔都可以用来减轻尿液和粪便对皮肤的损伤。但由于相关风险, 应作为最后的治疗手段

口愈合。

大小便自控依赖于神经系统功能和肌肉功能组成的集成系统。这个集成系统要求膀胱肌或肠道肌肉的自主收缩功能与外括约肌有意识放松的高级功能正确同步。上述任何一个系统的损伤都可能会导致失禁。大小便失禁会对患者的生活质量和独立生活能力产生重大影响，也会加重护理人员的负担。虽然失禁不是老龄患者的必发病，但其患病率会随着年龄的增长而增加。它被公认为"衰弱综合征"，通常可以通过精细化治疗改善失禁。

（一）失禁原因

尿失禁可分为压力性尿失禁、急迫性尿失禁、充盈性尿失禁、功能性尿失禁或混合性尿失禁。

1. 压力性尿失禁

压力性尿失禁指由尿道括约肌瓣受损或舒张不当，无法克服腹内压力增加（如用力或咳嗽）而导致的尿液不自主流出。常见于因盆腔手术、多次妊娠或肥胖而使括约肌压力增加的患者。它也与神经系统疾病相关，如多发性硬化症或脊髓损伤等。神经系统疾病会导致括约肌舒张与收缩不当。

2. 急迫性尿失禁

急迫性尿失禁（又称膀胱过度活动或逼尿肌不稳定）是指膀胱的逼尿肌在不恰当的情况下自发而有力地收缩，导致频繁出现无法预测且无法控制的强烈排尿冲动。

3. 充盈性尿失禁

充盈性尿失禁是指膀胱流出受阻（如前列腺增生、妇科肿块或肠包块，甚至是直肠充盈）导致的排尿困难。当剩余尿量和膀胱内压力增加到一定程度并最终克服括约肌瓣时，尿液就会漏出。

4. 功能性尿失禁

功能性尿失禁与膀胱无关，而与如厕的过程有关。患者可能会因为不能及时如厕、没有获得所需的帮助或无法灵活解开衣物而

出现大小便失禁的情况。因为部分认知障碍人群无法识别和维持尿控相关的生物反馈知觉，所以认知障碍与尿失禁有一定相关性。

粪便失禁通常与影响肛门内外括约肌完整性的疾病或其神经支配的疾病相关。当肠蠕动过于强烈而克服关闭的括约肌时，会出现粪便失禁。其他相关疾病包括胃肠道恶性肿瘤、脱垂、炎性肠病、神经系统疾病和术后并发症。严重便秘可引起直肠肿胀，导致充盈性失禁。

（二）失禁治疗

失禁治疗的可行措施分为控制症状和解决根本病因两部分。有多种产品和器材可以辅助治疗大小便失禁，包括软垫、瓶子、尿套和膀胱导管、粪便管理系统、座椅式便桶和膀胱警报器。这些方法也存在潜在问题，所以在使用前应仔细考虑。留置导尿管增加了患尿路感染和尿败血症的风险。如果不经常更换尿垫，过于潮湿的皮肤环境会造成皮肤损伤。

治疗压力性尿失禁的主要方法是增强盆底肌。增强盆底肌有多种方法，包括盆底肌训练、手术治疗器官脱垂或子宫托治疗器官脱垂及外科治疗，如尿道悬带插入。膀胱过

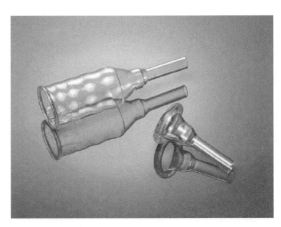

图 11-4　尿套

治疗男性尿失禁的方法。将套管放置在阴茎上，并与尿袋相连接。

资料来源：Great Bear Healthcare。

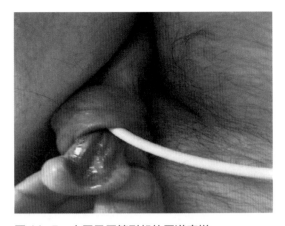

图 11-5 内置导尿管引起的尿道糜烂

长时间内置导尿管引起的罕见严重并发症。
资料来源：Great Bear Healthcare。

度活跃症患者进行膀胱再训练时偶尔反应良好，但许多患者还需要使用抗毒蕈碱药物或 β_3 肾上腺素受体激动药使逼尿肌舒张。注

射肉毒杆菌毒素刺激膀胱或骶神经会有一定帮助。

可通过插入导尿管治疗膀胱流出梗阻。男性患者因前列腺肥大而导致流出障碍时可采用药物干预，可使用 α 受体阻滞药放松前列腺平滑肌，或使用 5 α 还原酶抑制剂缩小前列腺体积。某些男性患者可能需要进行经尿道前列腺切除术。

还可以通过调整日间液体摄入、保持健康的体重、检查可能使症状恶化的药物（如利尿药）和确保正常排便来实现失禁的治疗。在考虑进行内科或外科治疗之前，应先通过上述措施进行治疗。

（三）失禁对皮肤的影响

大小便失禁患者皮肤损伤的风险极大。潮湿环境可使皮肤浸渍，尿液和粪便蛋白酶的碱性特性可引起皮肤 pH 变化，会进一步

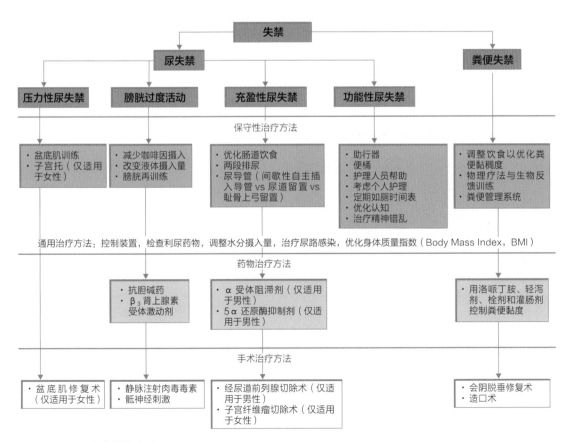

图 11-6 治疗失禁的方法

使皮肤完整性受损。随后皮肤屏障功能丧失会导致会阴和肠道菌群的潜在致病菌定植，最常见的是大肠埃希菌和厌氧菌（如艰难梭菌）。这些细菌是压力性伤口床感染的常见致病菌。在失禁患者肛周包扎伤口是十分危险的。敷料会被经常弄脏，需要频繁地更换，但会破坏伤口床。在个人护理时，敷料可能会脱落，由此增加伤口感染的风险。

除了治疗失禁，也需要治疗受损皮肤，以恢复其屏障功能。即使皮肤的损伤没有加重，也需要进行数月的治疗。应缓慢清洗皮肤并轻轻擦干，然后用防水防护霜，帮助受损皮肤愈合。防护霜可以防止皮肤过度湿润，减轻粪便蛋白酶对皮肤的损伤。它还可以降低剪切力造成浸渍皮肤撕裂的风险。共生微生物通常会定植于潮湿的皮肤，进而成为致病菌。在没有明显感染的情况下，应该通过改变皮肤微环境来预防微生物感染伤口。除非证实感染，否则应避免局部使用抗真菌制剂和抗生素制剂。因为此类药剂易催生耐药性微生物，导致过敏性接触性皮炎。

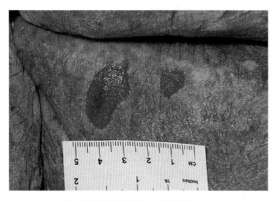

图 11-7　皮肤潮湿引起的臀部损伤

四、致谢

感谢 Great Bear Healthcare 为本章提供了尿套和尿道糜烂的相关图像。

延伸阅读

Barber, G.A., Weller, C.D., and Gibson, S.J. (2017). Effects and associations of nutrition in patients with venous leg ulcers: a systematic review. Journal of Advanced Nursing 74 (4): 774–787.

Beeckman, D. (2017). A decade of research on incontinence-associated dermatitis (IAD): evidence, knowledge gaps and next steps. Journal of Tissue Viability 26 (1): 47–56.

Clark, M., Schols, J., Benati, G. et al. (2004). Pressure ulcers and nutrition: a new European guideline. Journal of Wound Care 13 (7): 267–272.

Langemo, D., Anderson, J., Hanson, D. et al. (2006). Nutritional considerations in wound care. Advances in Skin & Wound Care 19 (6): 297–303.

National Institute for Health and Care Excellence (NICE). (2019). Guideline 123. Urinary incontinence and pelvic organ prolapse in women: management. www.nice.org.uk/guidance/ng123.

第12章 | 瘢痕

Paul Martin[1] and Duncan A. McGrouther[2]

[1] Schools of Biochemistry and Physiology, Pharmacology & Neuroscience, University of Bristol, Bristol, UK

[2] Department of Hand and Reconstructive Microsurgery, Singhealth Duke-NUS Academic Medical Centre, Singapore

---

概述

- 瘢痕是伤口或组织损伤愈合后的残留产物。
- 瘢痕由多种因素造成，包括年龄、组织类型、基因概况、损伤类型和伤口大小，以及接受过的治疗。
- 如果伤口处理得当，瘢痕可以控制在很小范围内。
- 尽管瘢痕通常无法消除，但经过数月或数年的成熟期后，它们会逐渐淡化。
- 有很多方法可以改善瘢痕的外观，例如手术修正，不过也有可能导致瘢痕恶化。

瘢痕是伤口愈合后留下的看得见、摸得着的痕迹。瘢痕不仅是我们所熟知的皮肤愈合后留下的痕迹，它所反映的是成年哺乳动物在组织损伤后纤维化愈合的反应机制。总之，愈合过程中出现问题意味着出现了广泛的纤维化病变，有可能会限制器官功能和活动，造成畸形。

单从体表来看，损伤后出现的典型临床特征的瘢痕是细胞和基质暂时变化的结果。瘢痕组织最后是否能达到稳定形态取决于很多因素，包括患者的年龄、遗传特征、损伤类型，伤口大小和治疗方法。例如，如果手术切口病变，随着深层组织变硬，瘢痕通常会呈一条白线，皮肤附属器重构也会失败，该处皮肤的颜色也会经常发生改变。

可在瘢痕形成的各个阶段进行干预治疗，目的是尽量淡化瘢痕，避免功能性残疾。当然一旦瘢痕形成，它就会永远存在，可以改变但不会消失。通过手术来"修正"瘢痕，或许可以改善外观，但也可能会旧伤未好又添新疤。

传统上，伤口愈合分为三个阶段：炎症、增生和重塑/恢复。这三个阶段有相互重叠的部分且先于出血和纤维蛋白沉积阶段（对

化妆

对一些患者而言，瘢痕美容会大大提高其生活质量。使用专属的化妆产品不失为一个正确选择，而且在英国有专门的化妆服务和处方产品。

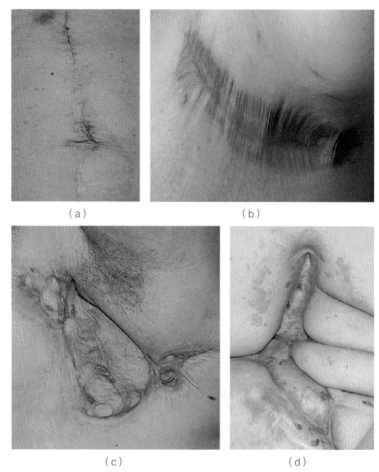

（a）　　　　　　　　　　　（b）

（c）　　　　　　　　　　　（d）

图 12-1　皮肤瘢痕的例子

（a）剖腹手术切口一期愈合；（b）术后腋窝切口二期愈合；（c）坏死性筋膜炎手术治疗后的瘢痕；（d）术后伤口裂开后的瘢痕。

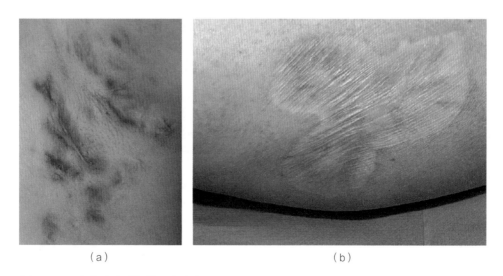

（a）　　　　　　　　　　　　　　　（b）

图 12-2　由皮肤病引起的异常瘢痕

（a）化脓性汗腺炎；（b）皱巴巴的纸状瘢痕，通常是坏疽性脓皮病痊愈后形成的。

恢复的起始与瘢痕最终形态形成的过程有重要作用）。这种简易的阶段划分可以为描述瘢痕形成提供实用的参照标准。在各个标题下，我们会讨论瘢痕的临床特点、生物学知识和治疗选择。

一、炎症

（一）临床表现

伤口的损伤机制是影响瘢痕形成的重要因素。如针刺伤、擦伤或文身之类的表面伤，这类非常小的伤口可能不会留下明显的瘢痕。皮肤损伤与瘢痕形成似乎有一个临界深度，而且可能与炎症刺激程度有关。锐器割伤，如玻璃割伤或外科手术切口，并不会造成组织缺损，而且由于是局部损伤，伤口边缘组织的初始损伤不大。机体通过产生纤维蛋白凝块填补小缝隙，然后由成纤维细胞进入其中，产生胶原纤维链取代纤维蛋白。整个过程是机体的主要挑战。这一过程由炎症介质驱动，不限于组织填充区，而且与伤口边缘的改变程度有关。该过程包括胶原溶解、血管生成和纤维增生。当出现组织缺损（如擦伤或撕脱伤）或严重细胞损伤（钝性损伤或烧伤）时，机体不仅要尽力修复缺损，还要修复受损细胞和基质。缺血组织在断流后如果没有明显的组织缺损，一般不会留下显著的瘢痕。

（二）细胞和分子层面的改变

目前我们对这一方面的认知十分有限。早期研究表明，在炎症中为了对抗感染、清除细胞碎片和基质碎片，会涌入中性粒细胞和巨噬细胞，这可能是造成纤维化的部分原因。相比之下，胚胎因炎症反应的表现水平很低，伤口愈合后通常不留下瘢痕。近期研究表明，创伤部位释放的几种炎症细胞因子能促进纤维化。有实验证据表明，降低转化生长因子 – β_1（transforming growth factor-β_1，TGF-β_1）和骨桥蛋白这两种细胞因子会减少瘢痕形成。有证据表明，机械因素可通过调节炎症程度来驱动纤维化。这就解释了临床上一个现象：一条连续的伤口会因施加外力的不同而形成不同长度的瘢痕。

（三）治疗选择

用生理溶液将伤口冲洗干净，然后在无菌的环境中使用创伤最小的手术方法进行闭合。应尽量减少对伤口边缘的处理，而且要尽可能避免使用间断缝合。为防止瘢痕扩大，可使用皮下缝合线和皮内（"表皮下"）缝合线将伤口从内部吻合固定。这种缝合线是可吸收的，或是可在伤口处留置两周以上的单丝尼龙材料。然后，可用外贴皮肤胶带固定伤口，通常还会用额外的黏合剂（如Dermabond®）。这种胶带不能在伤口张力过大的情况下使用，否则会牵引导致皮肤起水疱。这种技术可以有效预防瘢痕扩大，而张力的大小也是瘢痕最终定型的关键因素。如果伤口已被污染，可以加用抗生素对抗感染。

除了仔细处理伤口，目前尚未证明有明确科学指导的临床措施能有效改善瘢痕形成。但如上所述，有希望通过对炎症细胞释放促纤维化信号这一领域的深入探究来寻找潜在的治疗靶点。

二、增生

（一）临床表现

增生一词用来描述表面凸起且体积明显增加的瘢痕。临床上通常会用"肥厚"这一术语来描述，几乎每个瘢痕都会出现增生。某些患者在组织损伤后出现瘢痕疙瘩，会表现出瘢痕体积过度增大。

瘢痕疙瘩一词经常被误用在各种令人不满的瘢痕上。瘢痕疙瘩其实是指侵犯周围真皮层的瘢痕，它会存在多年，甚至永久性存在。瘢痕疙瘩的形成由遗传决定，但是瘢痕疙瘩的发病有个体倾向，许多出现瘢痕疙瘩的患者，他们的兄弟姐妹的瘢痕也多是正常的。所有的皮肤类型都可能出现瘢痕疙瘩，不过深肤色人群要更常见。瘢痕疙瘩会使人疼痛、发痒，造成毁容，令人痛苦。最常发部位是耳垂（特别是穿孔后）、肩膀和胸骨前中线特定部位。在胸骨前中线特定部位出现的瘢痕疙瘩会呈蝴蝶状，显然是受到张力的影响。瘢痕疙瘩也可能在非常轻微的皮肤创伤后出现，例如痤疮或水痘，当然也可自发。这类创伤有很强的变异性。绝大多数瘢痕疙瘩会出现在其他正常瘢痕上。

（二）细胞和分子层面的改变

为了取代受伤时缺失的组织，机体会在表皮前部和表皮以外的其他类型的细胞（包括成纤维细胞和血管内皮细胞）中进行大量的细胞增殖。在组织学检查中，增生性瘢痕会出现大量细胞堆积和基质沉积。但这种细胞激增并非瘢痕增生的唯一成因，其中还包括骨髓间充质干细胞和组织龛（如毛囊）细胞的促成作用。瘢痕疙瘩最初几乎全由细胞构成，但之后中心区域变为非细胞结构。

（三）治疗

增生性瘢痕最终会变得平坦且颜色变浅。临床上会用成熟这个术语来描述。对瘢痕施加压力可以加快这一过程。瘢痕面积大时可用压力服，瘢痕面积小时可用胶带。尽管治疗机制不明确，但采用硅胶床单或软膏可能有效。

这些措施可减轻瘢痕疙瘩造成的疼痛和瘙痒。可用压力夹治疗耳垂瘢痕疙瘩。注射类固醇可减小瘢痕疙瘩的体积，一般是每隔4周给药几次，但会造成色素流失或皮下脂肪萎缩。这些并发症一般在几个月后可自行消失。

三、重塑

（一）临床表现

瘢痕的重塑阶段可持续数月或数年。

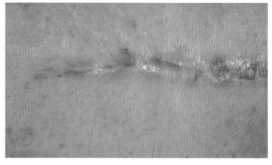

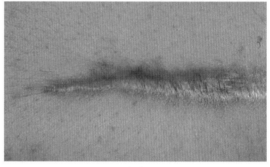

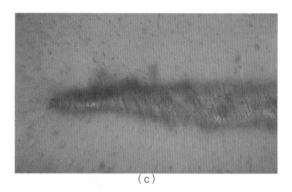

图 12-3　早期瘢痕形态改变——增生

（a）伤口愈合后 1 个月，瘢痕组织本质上是一条闭合线，几乎没有延展倾向，创面边缘反应也很小；（b）伤口愈合后 2 个月，出现瘢痕隆起（用"肥厚"一词形容），多条平行血管表明瘢痕基体沿最大皮肤张力方向排列，血管沿瘢痕基体架构分布，伤口边缘有红斑和色素变化；（c）伤口愈合后 7 个月，瘢痕变平，变得更宽，边缘不太明显，颜色逐渐变浅（成熟），完全成熟可能需要 2 年或更长时间。

儿童时期的瘢痕通常会随着患者的生长发育而变大。但有确切数据表明，童年时期的某些小型瘢痕可一直保持其大小。一旦瘢痕形成，它就会永久存在。随着时间的推移，瘢痕会最初泛红直至完全消退，而且也会淡化。瘢痕区（如烧伤后的瘢痕区）可能会出现肥

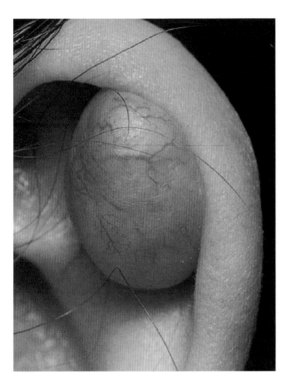

图 12-4   耳朵穿孔后形成的瘢痕疙瘩

厚部位逐渐消退的变化，并在数年的时间内逐渐变薄直至萎缩。然而，由于纹理、色素沉着和表面反射率长期存在差异，瘢痕仍会很明显。

（二）细胞和分子层面的改变

随着瘢痕组织的重塑，瘢痕中的血管和细胞会减少，胶原基质会沿着主要张力的方向构建。重塑过程中发生改变是一种很普遍的过程（我们不太愿意使用"正常"这个词），但还是可能会发生一些异常情况，如下文所示。

1. 瘢痕挛缩

从某种程度上来说，所有的瘢痕都会收缩。即便伤口位于平整的表皮，临床效果也可能并不尽如人意。当然，如果伤口呈凹形，如肘前部凹陷，伤口收缩后可能会留下紧致的瘢痕，通常被称为马勒瘢痕。烧伤或烫伤造成的瘢痕特别容易导致关节挛缩。这种造成关节缩短的挛缩可能出现在夹板疗法过程

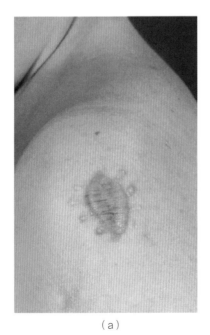

（a）

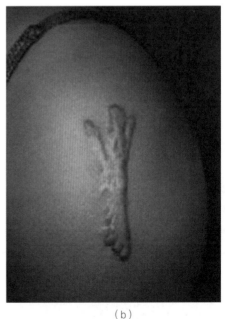

（b）

图 12-5   是增生还是瘢痕疙瘩

（a）左肩切除病变，间断缝合，5 天后取下。这个瘢痕有几个不太令人满意的特征：它拉长，表面隆起（增生），还有明显的缝合线痕迹。这种瘢痕增生明显是受到牵引力拉伸形成的，而瘢痕疙瘩是由于大量的细胞增殖浸润形成的。这个瘢痕的中心部位已经变得扁平，并将最终定形；（b）在接种疫苗后出现瘢痕疙瘩，随着皮肤张力主线方向侵犯周围真皮而生长，呈"螺旋桨"状。

中，通常需要手术松解，其他情况下也需要植皮或皮瓣。

2. 色素沉积变化

瘢痕组织最初是无色的，但它会逐渐从周围皮肤中吸收色素。这个过程缓慢、多变，且色素会分布不匀。伤口边缘的变化更为显著，可能会出现色素沉积，也可能出现脱色，抑或是两者混合。这种色素变化在皮肤色素较多的患者中最为明显。在伤口愈合过程中，患者应避免阳光强烈照射。颜色改变程度较轻者可能会自行改善，可色素沉积一旦成型，是没有可靠的手段来解决这一问题的。小面积瘢痕可以切除，也可以尝试细胞疗法，但结果迥异。有些人认为，伤口色素沉积（如瘢痕）也可能是伤口炎症反应的结果。

3. 永久性红斑

有些瘢痕会一直呈现红色，经常发生在"肤色红润"的患者身上（很难测量或定义这一现象，但此类患者皮肤往往有明显的微循环表现）。不只是瘢痕组织，伤口边缘也有明显的新生血管。激光疗法可能对此类瘢痕有效。

4. 瘢痕延展

线性瘢痕向两侧延展可能是瘢痕最常见的问题。研究表明，瘢痕会在前 3 周拉到最长，延宽趋势将至少持续 3 个月。皮肤自身的弹性和皮下关节肌肉的运动会促进瘢痕延展。如果采用传统的伤口愈合手段——间断缝合，缝合线拆除后的 5 天时间里，伤口在愈合过程中受到的皮肤牵引力会更小。如上所述，分层包扎伤口可最大限度减少拉伸。但是，如果出现了瘢痕延展，可以考虑瘢痕修复。这种方法本质上就是切除瘢痕组织并使伤口重新愈合。这类治疗需要经验和判断力，要考虑最初的伤口治疗手段和伤口环境（位置、感染等）是否可以得到改善。

5. 轮廓问题

轮廓问题由组织移行或瘢痕挛缩引起。因为瘢痕组织不仅会纵向收缩，也会横向收缩，从而产生凹痕。此类问题需要手术修正和缝合皮层，但凹痕很难修缮。瘢痕的线性方向可以通过 Z 形或 W 形成形术改变，将线性瘢痕转化为锯齿形。虽然教科书中对这项技术的说明较为广泛，但在应用这项技术时需要极佳的判断力，否则会造成瘢痕恶化。在大多数情况下，手术的终极目标是使瘢痕线变细变窄，而非改变其方向。

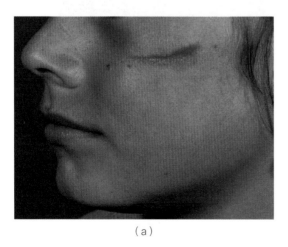

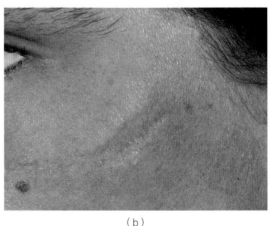

（a）   （b）

图 12-6　后期变化——瘢痕成熟

（a）缝合了一处面部伤口，但由于感染，必须将缝线拆除，促使伤口愈合；（b）5 年后，瘢痕成熟，瘢痕组织变平（萎缩），色素和质地改变。

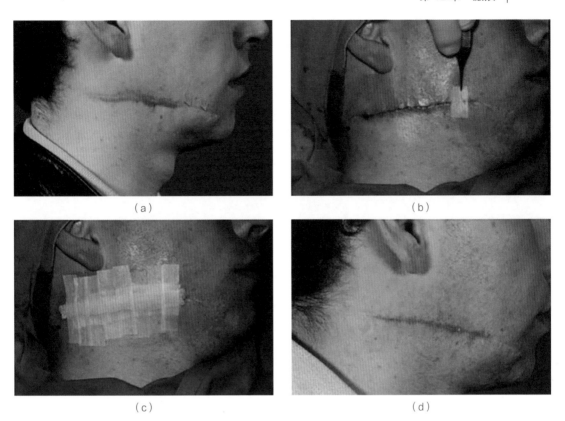

（a）　　　　　　　　　　　　　　（b）

（c）　　　　　　　　　　　　　　（d）

图 12-7　瘢痕延展的手术矫正

（a）面颊锐器伤瘢痕 3 年，前端（箭头）已通过切除、重新缝合和绑扎来矫正，防止张力拉伸。这类瘢痕的最佳预后结果是将瘢痕修复成一道色泽浅淡的细线。6 个月前，瘢痕的中部和后部已经通过切除和重新缝合进行了修复，但没有胶带维持；（b）瘢痕已被再次切除并用皮下缝线缝合，并应用胶带；（c）用两层胶带提供机械性支撑，并且维系伤口数周；（d）术后 3 个月，已经阻止瘢痕的进一步拉伸，并且开始处理后续的红斑。

延伸阅读

Eming, S.A., Wynn, T.A., and Martin, P. (2017). Inflammation and metabolism in tissue repair and regeneration. Science 356: 1026–1030.

Martin, P. and Nunan, R. (2015). Cellular and molecular mechanisms of repair in acute and chronic wound healing. British Journal of Dermatology 173 (2): 370–378.

Mori, R., Shaw, T.J., and Martin, P. (2008). Molecular mechanisms linking wound inflammation and fibrosis: knockdown of osteopontin leads to rapid repair and reduced scarring. Journal of Experimental Medicine 205 (1): 43–51.

Shah, M., Foreman, D.M., and Ferguson, M.W. (1992). Control of scarring in adult wounds by neutralising antibody to transforming growth factor beta. Lancet 339 (8787): 213–214.

Shaw, T.J. and Martin, P. (2009). Wound repair at a glance. Journal of Cell Science 122 (18): 3209–3213.

第13章 | 敷料和器械

Samantha Holloway[1], Stuart Enoch[2], and Joseph E. Grey[3]

[1] Cardiff University School of Medicine, Cardiff, UK
[2] Directorate of Education and Research, Doctors Academy Group (Intl)
[3] Department of Clinical Gerontology, Cardiff and Vale University Health Board, Cardiff, UK

概述

- 敷料可以保护伤口床，优化伤口愈合条件。湿润的伤口环境可加速愈合。
- 探究潜藏的病变是实现慢性伤口愈合的关键。
- 选择最合适的敷料需要考虑渗出液水平、伤口床状况、愈合阶段、根本病因、患者的症状和所需费用。
- 敷料的潜在不利影响包括渗出液、变应原或黏附物对周围皮肤造成损害，在去除敷料时造成二次创伤。
- 各种治疗器材的使用通常要求相关的专业知识和器材说明。这些器材可用于辅助治疗，帮助愈合。

一般来说，绝大多数治疗伤口的敷料具有保持伤口湿润、促使伤口愈合的功能。此外，也可能需要辅助治疗或使用器材来优化伤口愈合的条件。目前敷料和器材种类很多，因此在选择最合适的治疗方法时，应对伤口愈合的生理过程、伤口的成因和可选择的治疗手段有基本的了解。其中一些原则在前几章中已经讨论过，想获得极佳的治疗效果，这些原则是必不可少的。

一、敷料

（一）敷料的种类

在英国，目前采用的伤口敷料是依据敷料的材质而非性能。以下提供的常用产品名

伤口处理原则

敷料和 / 或器材的选择取决于很多因素，其中包括：

- 伤口的成因和愈合阶段。
- 治疗目标 / 预期结果（可能是第一时间没能愈合的伤口），即减少疼痛或消除气味、根除感染或催生肉芽组织。
- 操作人员要清楚实施干预措施的界限和干预手段的作用机制，以达到最佳治疗效果。
- 制造商对敷料或器材的使用和适用范围的说明。
- 在决策时应以患者为中心而不是以产品为中心。

理想敷料的特点

- 能够吸收伤口多余渗出液的同时高度保湿。
- 无颗粒、无伤口毒性污染物。
- 无毒、不致敏。
- 能够保护伤口免受进一步的创伤。
- 可以在不伤及伤口的情况下移除。
- 细菌无法渗透。
- 热绝缘。
- 透气。
- 舒适且合适。
- 只需要偶尔更换。
- 价格合适。
- 保质期长。

称仅为示例，所列并不详尽。根据各地药方的不同，具体敷料的使用会有所差异。敷料可进一步分为基础敷料（覆盖伤口床的敷料）和高级敷料（旨在优化伤口愈合的环境，如调节伤口表面的湿度）。

（二）基础敷料

1. 低黏附性敷料

低黏附性敷料价格低廉且应用广泛。基础敷料的主要作用是允许渗出液透过次级敷料，同时保持伤口床湿润。此类敷料包括薄纱和针织黏胶。其对有少量渗出液且已形成肉芽组织的洁净伤口特别有效，却不适合有坏死组织的伤口。去除敷料时要小心，因为它们会黏附在新形成的肉芽组织上，造成损伤。

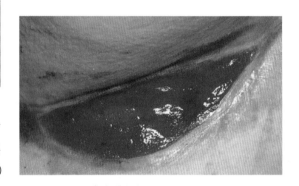

图 13-1　形成肉芽组织的洁净术后伤口

一种形成肉芽组织的洁净术后伤口，适合用低黏附性敷料。

表 13-1　低 / 非黏附性敷料和吸附性敷料

低 / 非黏附性敷料和吸附性敷料	使用说明
石蜡纱布（薄纱） Cuticell Classic、Jelonet、Neotulle、Paragauze	有少量渗出液和肉芽组织的扁平浅表伤口
吸附性敷料 Advadraw、Alione、Alldress、Askina Pad、Cerdak Aerocloth、Cosmopor E、Cutiplast、Cutisorb LA、Drisorb、Interpose、Kerramax、Medipore ＋ Pad、Pharmacapore-pu、PremierPad、Release、Skintact、Softpore、Solvaline N、Sterifix、Telfa、Vacutex	有渗出液流出的急性和慢性伤口
非黏附性 / 创伤接触层敷料 Adaptic、Askina SilNet、Atrauman、Cestra Primary、Curity Non-Adhering Dressing、Mepilex Transfer、Mepitel、N-A Dressing、N-A Ultra、Physiotulle、Silflex、Silon TSR、Tegaderm Contact、Telfa Clear、Tricotex、Urgotul、Vacunet	创伤接触层用于形成肉芽组织的洁净伤口，需要避免其黏附在伤口上

注：表中列出的许多产品是受商标 / 名称保护的敷料种类。注意这些都是产品名称，而不是通用名称。

2. 吸附性敷料

这类敷料是为了取代纱布而设计的，可作为初级敷料使用。它能吸收渗出液，但会粘在伤口床上。这类敷料很常见，使用后没有黏合过的痕迹。现在已经研发出了可以隔离细菌的新一代产品。

（三）高级敷料

1. 非黏附性敷料

此类敷料有可能被认为是简易敷料。随着硅酮和针织聚酯等材料的引入，最新研发出的伤口接触层已经克服了低黏附性敷料的局限性。这些最新材料更加遵循了伤口在湿润环境下愈合的原则。非黏附性敷料适用于清洁的肉芽组织伤口，其优点是某些产品可以放置 4 ~ 5 天，而且只需要更换次级敷料，降低了干扰新组织生成的风险。

2. 半透膜

半透膜（或水蒸气透膜）是伤口治疗方面的首个重要进步，预示着伤口治疗方式的巨大改变。半透膜由无菌塑料片聚氨酯涂层和低过敏性丙烯酸黏合剂构成，主要作用是覆盖洁净的一级伤口。液体和细菌无法透过半透膜，但空气和水蒸气可以透过。不同品牌半透膜的水蒸气透过率不同。通过这种机制，此类敷料创造了一个湿润的伤口环境。薄膜柔韧性很强，对于"棘手"的解剖部位的伤口很有帮助，如关节处。半透膜主要用于浅表伤口，也可作为次级敷料。某些品牌的半透膜包含一个能吸收低黏附物质的"岛"。但当渗出液水平较高时，即使是此类半透膜，也无法完全吸收，继而导致周围皮肤浸渍。此外，移除半透膜时要小心，避免造成损伤和 / 或引起疼痛。

3. 水胶体

水胶体羧甲基纤维素钠、明胶、果胶、人造橡胶和黏接剂黏合在半透膜或泡沫板制成的载体上，组成的一种闭合平面黏性敷料，可在伤口表面形成凝胶，促进伤口在湿润环境下愈合。材料混合会影响敷料下凝胶的黏度，也会影响产品的透明度。此类凝胶可能会因发黄且散发恶臭而被误认为是感染。水胶体几乎对水蒸气和空气不通透，可用于干燥伤口的保湿和组织坏死清创，促进自溶清创。据报道，水胶体可以缓解伤口疼痛。由于其防水的特质，患者可以洗澡或淋浴，继续正常的日常活动，且不会污染伤口。水胶体可留置 7 天，但通常 3 ~ 5 天便会磨损。如果伤口需要经常检查，如糖尿病足溃疡，使用水胶体时应谨慎。

表 13-2 半透膜种类

半透膜种类	使用说明
ActivHeal Film、Askina Derm、Bioclusive、Blisterfilm、C-View、Episil、Hydrofilm、Leukomed T、Mepore Film、Opsite Flexifix、PolyskinII、ProtectFilm、Suprasorb F、Tegaderm Film、Vacuskin	有中低量渗出液的扁平浅表伤口
	促进伤口环境湿润
	防止伤口污染和再次创伤
	黏附于健康皮肤而非伤口上，因此，皮肤薄弱的患者需要谨慎使用
	可以视诊
	可放置多天
	用作次级敷料
	不适用于感染伤口或严重渗出的伤口

注：表中列出的许多产品是受商标 / 名称保护的敷料种类。注意这些都是特定的产品名称，而不是通用名称。

现在可用的水胶体纤维大多是一种亲水非织物，称为水纤维敷料。在接触渗出液时，纤维从干燥敷料转化为柔软有黏性的凝胶片，适用于有大量渗出液的伤口。它们可以用于适合藻酸盐敷料的伤口。这两种形式的水胶体敷料现在都可与含银敷料共用。

4. 水凝胶

水凝胶由不溶性聚合物组成，其含水量高达 96%。它能向伤口表面提供水分子，使伤口床保持湿润。由于聚合物只是部分水合，水凝胶能吸收一定量的伤口渗出液，不同品牌吸收量不同。它能透过水蒸气和氧气，但细菌和液体能否透过取决于使用的次级敷料类型。水凝胶能使坏死组织恢复水合作用，促进自然状态下的自溶过程，从而促使伤口清创。非定形水凝胶是一种最常用的黏稠状凝胶。尽管水凝胶对流体的处理能力比较有限，但仍然可以采用。水凝胶被视为处理腐烂或坏死伤口的标准用料，不适用于大量渗出液或有坏疽迹象的伤口，应保持干燥，减

少感染的风险。蛆虫疗法联合丙二醇水凝胶会导致蛆虫窒息，需谨慎。

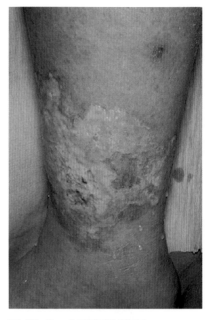

图 13-2　大量渗出液伤口

大量渗出液伤口（可见渗出液从腿上滴下来）适合使用水纤维敷料。

表 13-3　水胶体敷料和水纤维敷料

水胶体敷料和水纤维敷料	使用说明
水胶体敷料 ActivHeal Hydrocolloid、Askina Biofilm Transparent，还有 Comfeel Plus、DuoDerm、Granuflex、Hydrocoll、NU-DERM、Tegaderm、Ultec	有中低量渗出液的浅表伤口或空腔伤口
	能吸收一些渗出液，但速度不快
	体感舒适
	适用于"棘手部位"——脚跟、肘部、骶骨
	可留置数天
	有助于自体溶解清创
	如果更换过于频繁，可能会导致浸渍
水纤维敷料 Aquacel[a]、Versiva[b]	对有空腔、窦道的伤口，扁平伤口和侵蚀性伤口有效
	吸水性强
	低黏附性
	可留置数天
	需要次级敷料

注：表中列出的许多产品是受商标 / 名称保护的敷料种类。注意这些都是特定的产品名称，而不是通用名称。
[a] 也可能被归类为蛋白酶调制敷料或"特殊"敷料。
[b] 也被归类为泡沫敷料，但也属于水纤维敷料。

表 13-4   水凝胶

水凝胶	使用说明
浸润性水凝胶敷料 Askina Transorbent	为伤口床补充水分
非定型水凝胶 ActivHeal Hydrogel、AquaForm Hydrogel、Askina Gel、Cutimed Gel、GranuGEL、Intrasite Conformable、Intrasite Gel、NU-GEL、Purilon Hyiodine[a]、Octenilin[b]、Prontosan Wound Gel[c]	促进自溶, 对腐烂 / 坏死的伤口很有效
	对扁平伤口和包含空腔或窦道的伤口有效
	可在伤口处留置数天
	需要次级敷料
水凝胶薄片 ActiFormCool、Aquaflo、Geliperm、Hydrosorb、Novogel	可能造成浸渍, 所以需要仔细检查周围皮肤

注: 表中列出的许多产品是受商标 / 名称保护的敷料种类。注意这些都是特定的产品名称, 而不是通用名称。
[a] 含有透明质酸、碘和碘化钾。
[b] 含有奥替尼啶。
[c] 含有聚六亚甲基双胍盐。

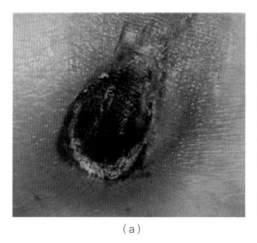
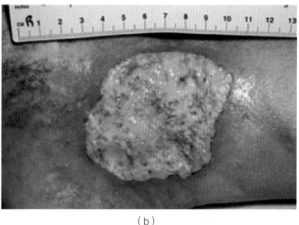

（a）　　　　　　　　　　　　　　　（b）

图 13-3   可采用水凝胶敷料治疗的伤口

（a）干燥的坏死伤口；（b）附着大量腐肉的伤口用水胶体或水凝胶敷料补液, 可促进自溶性清创, 清除两种伤口中的非健康组织。

5. 藻酸盐敷料

这类敷料是由一种褐色海藻（褐藻科）中发现的天然海藻酸钙和钠盐制成的。藻酸盐一般有两种：一种含 100% 海藻酸钙；另一种是钙与海藻酸钠结合的藻酸盐, 两者比例通常为 80∶20。藻酸盐富含甘露糖醛酸或古洛糖醛酸, 各物质的相对数量会影响渗出液的吸收量和敷料的形状。由于伤口渗出液中的钠离子与敷料中的钙离子交换, 藻酸盐在接触伤口渗出液时会部分溶解, 形成亲水凝胶。藻酸盐可以吸收 15 ~ 20 倍其质量的液体, 适合高渗出量伤口。

一般情况下, 渗出液吸附饱和之前, 敷料要留在患处。渗出液很少或没有渗出液的伤口无须使用这类敷料, 因为它会黏附在愈合的伤口表面, 引发疼痛, 在移除时还会损

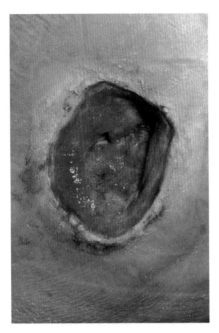

图 13-4　适用于藻酸盐敷料填充的空腔伤口

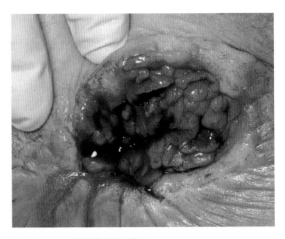

图 13-5　藻酸盐处理伤口

一些藻酸盐具有止血特性，对出血性伤口很有用。

伤健康组织。血凝块也会致使敷料粘连。藻酸盐由于其离子交换特性成为有效的止血剂，常用于术后伤口填塞。它们呈片状或绳状，可以分层放入较深的伤口，或用于需要次级敷料的窦道和空腔。

6. 泡沫敷料

泡沫敷料由聚氨酯或硅酮泡沫制成，可透过水蒸气和氧气，并可为伤口床隔热。

聚氨酯泡沫由两到三层构成，包括亲水伤口接触面和疏水层，具有很强的吸水性。聚氨酯泡沫敷料的半渗透层有助于渗出液在吸收层中均匀分布，并可预防渗出液穿透敷料。不同系列产品的液体吸附能力略有不同。

聚氨酯泡沫有黏合型和非黏合型两种类型，选择哪种取决于患者周围皮肤的状况。

表 13-5　藻酸盐敷料

藻酸盐敷料	使用说明
海藻酸钙敷料 Algisite M、Curasorb[a]、Melgisorb、Sorbalgon[a]、Sorbsan[a]、Suprasorb A、Tegaderm Alginate	对空腔、窦道和侵蚀性伤口有效
	所有中高量渗出液的伤口类型
	吸水性强
	需要次级敷料
	吸附饱和后需要更换（通常每天更换）
钙－海藻酸钠敷料 ActivHeal Alginate、Kaltostat	同上述，也有止血功能
藻酸盐和水胶体结合物敷料 SeaSorb Soft、Urgosorb[b]	中高量渗出液
	有助于自体溶解清创

注：表中列出的许多产品是受商标／名称保护的敷料种类。注意这些都是特定的产品名称，而不是通用名称。
[a] 该品牌旗下有一系列敷料产品。
[b] 该品牌敷料同时具有止血功能。

此类敷料能改变形状来贴合身体特殊部位的伤口。

硅酮泡沫由硅酮弹性体聚合物组成，使用时将两种液体聚合物混合在一起，膨胀形成的泡沫可贴合伤口形状，形成柔软的多孔泡沫敷料。

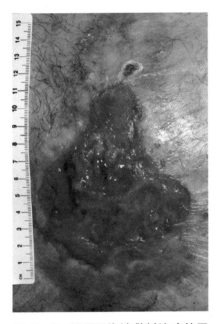

图 13-6　适用于泡沫敷料治疗的已形成肉芽组织的腹部伤口

泡沫的主要优点是能够吸收渗出液和保护伤口周围皮肤。其薄厚程度不一，适用于各种类型的伤口。

7.抗菌敷料

抗菌敷料可以减轻伤口表面的生物负荷，对治疗局部伤口感染非常有效。有的敷料会将抗菌剂释放到伤口中，有的敷料则会吸附并杀死细菌。以下是敷料中使用的抗菌剂示例。

（1）银：多年来，银离子或纳米晶体状的银被用作伤口治疗中的抗菌剂，特别是烧伤治疗（磺胺嘧啶银乳膏）。含银敷料有很多种，可用于不同类型的伤口，但只应在怀疑感染时使用（基于出现的临床体征和症状）。当然，其功效和性价比仍存在争议。

（2）碘：可采用聚维酮碘——一种碘伏（碘与非离子表面活性剂结合的化合物）。其淀粉结晶的含碘量为 0.9%，通常制成含碘薄纱或卡地姆碘。此类敷料具有良好的吸收性能。1 g 的卡地姆碘可以吸收高达 7 mL 的液体。当液体被吸收时，碘就会慢慢释放出来，在减少细菌负荷的同时清除伤口碎片。这种敷料的优点是可在较长的一段时间内不断地

表 13-6　泡沫敷料

泡沫 / 水合细胞敷料	使用说明
ActivHeal[a]、Advasorb[a]、Allevyn[b]、Askina[a]、Biatain[c]、Cutimed[a]、Kendall[a]、Kerraboot、Kerraheel、Lyofoam[a]、Mepilex[a]、Permafoam[a]、Polymem[a]、Tegaderm Foam[a]、Tielle[a]、Transorbent、Trufoam[a]、UrgoCell TLC、Versiva XC[d]	扁平的浅表伤口
	须保留少许渗出液以避免伤口干燥
	根据伤口类型控制渗出液
	对骨质区域具有缓冲和保护作用
	可放置 2 ~ 3 天
	包括黏附型和非黏附型敷料等类型
空腔伤口敷料	形成肉芽组织的空腔伤口，伴有中低量渗出液
Cavi-Care、Allevyn cavity	可在伤口处放置 5 ~ 7 天

注：表中列出的许多产品是受商标 / 名称保护的敷料种类。注意这些都是特定的产品名称，而不是通用名称。
[a] 可在一定范围内选择，即黏合剂 / 非黏合剂。
[b] 各种薄片敷料、绳状敷料和空腔敷料可供选择。
[c] 有一系列产品可供选择，其中包括含布洛芬产品。
[d] 水纤维技术。

释放碘元素。因此该种敷料理论上能够维持伤口床的碘水平。由于有全身碘摄入量过高的可能，甲状腺疾病患者应慎用。特别对于是那些伤口较大且使用碘敷料治疗的患者，应监测其甲状腺功能。妊娠期和哺乳期患者应避免使用。

（3）蜂蜜：牧场蜜和麦卢卡蜜具有一定的抗菌作用，可抑制过度的炎症反应，促进自溶清创。蜂蜜可以作为敷料浸渍物或凝胶使用。人们对蜂蜜的作用越来越感兴趣。体外研究表明，蜂蜜对耐甲氧西林金黄色葡萄球菌（MRSA）等微生物具有抑制作用。蜂蜜可用于各种伤口，但对蜜蜂叮咬和蜂蜜极度敏感的患者需要谨慎。糖尿病患者也应密切监测。

多年来，聚六亚甲基双胍（polyhexamethylene biguanide，PHMB）在工业中用作消毒剂。最初它作为伤口清洁剂，现在已被用作几种敷料的原料，因此适用于各种伤口。

各地的人们还会采用许多天然产品来治疗溃疡，诸如酸奶、茶树油和土豆皮，取得了一定的疗效。当然，此类方法缺乏对照实验。

表 13-7　抗菌敷料

抗菌敷料	使用说明
含银敷料	所有类型的局部感染伤口
Acticoat 系列产品、Actisorb Silver 220、Algisite Ag、Allevyn Ag 系列产品、Aquacel Ag、Atrauman Ag、Biatain Ag 系列产品、Contreet Hydrocolloid、Flamazine、Melgisorb Ag 系列产品、Mepilex Ag、Physiotulle Ag、Polymem 系列产品、SeaSorb Ag、Silvercel Non-Adherent、Sorbsan 系列产品、Suprasorb A+Ag、Tegaderm Alginate Ag、UrgoCell 系列产品	根据类型不同，可放置长达 7 天
	可与复合材料联合使用确保非黏附性和吸收性
	有些是专门为隐私部位设计
含碘敷料	处理局部伤口感染
Inadine、Iodoflex、Iodosorb	可辅助伤口清创
蜂蜜（可用作软膏和敷料）	急性和慢性伤口感染
Actibalm、Actilite（低黏附）、Activon 系列产品、Algivon（海藻酸钙）、Medihoney 系列产品（海藻酸、非黏附性薄纱、软管）、Melladerm 系列产品、Mesitran 系列产品	有助于清创
	可能有助于消除伤口异味
	对蜂蜜产品敏感者慎用
含聚六亚甲基双胍（PHMB）敷料	适用于渗出液量不等的伤口
Kendall AMD 系列产品、Kerlix AMD、Suprasorb X + PHMB、Telfa AMD	
含氯己定敷料	包含具有抗菌活性的伤口接触层
Bactigras、Biopatch、氯己定纱布敷料	
含二苯氨甲酰氯（DACC）敷料	吸收渗出液，黏合细菌
Cutimed Sorbact 系列产品	可与薄片和细绳合用，因此可用于扁平的伤口和空腔伤口 / 窦道

注：表中列出的许多产品是受商标 / 名称保护的敷料种类。注意这些都是特定的产品名称，而不是通用名称。

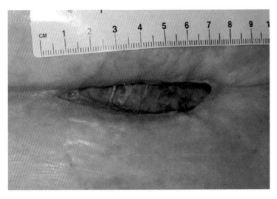

图 13-7　适合使用抗菌敷料的伤口

一种感染伤口（表现为化脓性渗出液和深色非健康肉芽组织），适合使用抗菌敷料。

（四）气味吸收性敷料

应确定伤口恶臭的根本原因，因为这并不是一个好迹象（比如，恶臭意味着感染）。清创、局部抗菌药物治疗和增加换药频率等方法是处理的关键。活性炭敷料有助于减少气味。局部使用甲硝唑凝胶对散发恶臭的伤口也有帮助，尤其是真菌感染的恶性伤口。甲硝唑凝胶可以单独使用或作为其他敷料的辅助敷料。

（五）特制敷料

在伤口愈合过程中，基质金属蛋白酶、丝氨酸蛋白酶和中性粒细胞弹性蛋白酶的产生和活性受到急性反应的严格调控，而这些调控可能在慢性伤口中会有所变化。蛋白酶水平的升高可能阻碍伤口愈合，现在已经研发出了可以抑制蛋白酶作用的产品。调节蛋白酶基质敷料会使蛋白酶与敷料结合而使其失活。其余成分的作用是降低伤口的 pH 值，从而产生促进愈合的弱酸性环境。这类产品可能对传统伤口敷料难以治疗的慢性伤口有良效。

表 13-8　气味吸收性敷料

气味吸收性敷料	使用说明
Anabact[a]、Askina Carbosorb、Carboflex、Carbonet、Carbopad VC、Clinisorb、Lyofoam C、Sorbsan Plus Carbon[b]	真菌滋生、散发恶臭的伤口
	具有吸附能力，有助于控制渗出液量
	渗出液会降低敷料的疗效
	可能会粘在伤口床上，所以取下时要小心
	有些可以按一定尺寸裁剪
	可与其他初级敷料结合使用

注: 表中列出的许多产品是受商标 / 名称保护的敷料种类。注意这些都是特定的产品名称，而不是通用名称。
[a] 含有甲硝唑凝胶。
[b] 含有海藻酸钙和活性炭。

表 13-9　特制敷料

特制敷料	使用说明
ActivHeal Aquafiber、Aquacel、Cadesorb、Curea P1、Cutisorb Ultra、DryMax Extra、Flaminal range、Flivasorb、Iodozyme[a]、MelMax Oxyzyme[a]、Promogran 系列产品、Sorbion 系列产品、Suprasorb C、Tegaderm Matrix、Urgostart 系列产品	未愈合的慢性伤口
	可能需要次级敷料
	根据渗出量决定换药频率
	用于感染伤口，这类敷料可阻隔细菌

注: 表中列出的许多产品是受商标 / 名称保护的敷料种类。注意这些都是特定的产品名称，而不是通用名称。
[a] 含有一种能产生碘的酶。

（六）敷料的不良影响

如果在严重渗出的伤口上使用吸收率低的敷料，可能会使伤口周围皮肤浸渍。如果敷料有很强的吸附性，除了找出渗出液过多的原因（如感染）并进行处理，还需要更频繁地换药。对于高渗出量伤口，可使用润肤剂（如白色软石蜡和液体石蜡的 50/50 混合）或保护膜对周围皮肤进一步防护。相反，在干燥的伤口上使用高吸附性敷料可能造成健康组织的破坏，在移除时也会带来疼痛。

由敷料引发的变态反应并不少见。如怀疑患者有过敏倾向，应避免包扎。若出现变态反应，周围皮肤需要采用局部类固醇治疗。斑贴试验（通常需要转诊皮肤科医师）可用于确诊患者潜在的变应原，尤其是长期溃疡患者接触过多种敷料和局部治疗。用于固定敷料的胶带是另一个常见的过敏原因。黏合剂也可能导致伤口周围的脆弱皮肤出现损伤，尽量避免用于慢性下肢创伤患者和老年患者。

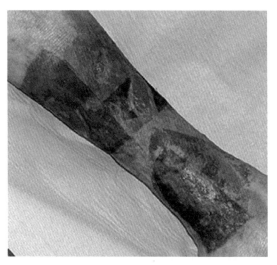

图 13-8 长时间使用银敷料会导致皮肤和伤口床染色

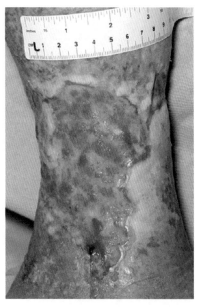

图 13-9 未能充分控制渗出物水平可能会导致浸蚀周围皮肤

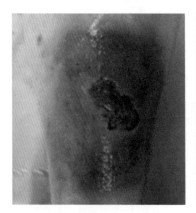
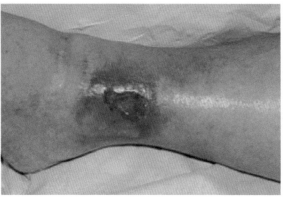
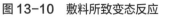

图 13-10 敷料所致变态反应

当敷料覆盖区域有皮肤炎症时，应怀疑变态反应，如图所示。

即便伤口经过包扎后体积很大，有的伤口还需要加上次级敷料，比如高渗出量伤口。尤其在处理周围动脉疾病患者的伤口时，次级敷料不应包扎太紧。

二、器材

某些类型的伤口需要采用一种可针对潜在病变的特殊器材进行治疗，例如，腿部静脉性溃疡的压迫治疗（绷带和 / 或袜子）器材或治疗压力性损伤的减压器材（在相关章节中讨论）。在适当的情况下，器材可以用于辅助治疗以帮助愈合。其有效性不稳定，所以不是所有器材都能在临床实践中常规使用。以下是有关伤口治疗器材的实例。

（一）负压伤口疗法（又称真空辅助闭合和局部负压疗法）

部分证据表明，负压伤口疗法（negative pressure wound therapy，NPWT）可以提高愈合率，通常用于治疗慢性伤口，如糖尿病足溃疡。它也可以用于急性伤口，如按照二级愈合治疗大型外科伤口。泡沫或纱布敷料应敷于伤口表面，并覆盖一层密封薄膜，形成一个不透气的密闭结构。然后将敷料、真空泵和废物收集器的吸管连接，并施加连续或间歇的大气压［通常在 $-125 \sim -50$ mmHg（$-16.7 \sim -6.7$ kPa）］。现有的可用器材很多，包括可用于低渗出量伤口的小型便携式器材，以及可提供伤口冲洗和灌注的抗菌治疗器材。

负压伤口疗法是通过加强伤口收缩、减少间质水肿、改善血液供应、刺激肉芽组织形成和持续清除碎片及多余渗出液来促进愈合的。由于它采用的是密闭装置，能够防止感染，所以换药不必太频繁。由于压力的施加，NPWT 可能会造成患者的痛苦，因此需要附加镇痛治疗。一些患者描述，对器材的持续依赖和对器材故障的焦虑，会影响患者的生活品质，造成睡眠障碍。由于构建密闭结构必须采用黏合剂，所以周围皮肤也会有损伤的风险。

NPWT 的使用禁忌证

- 治疗骨髓炎。
- 存在恶性组织。
- 器官、血管或血管吻合口暴露。
- 出血 / 出血风险高。
- 存在坏死组织。

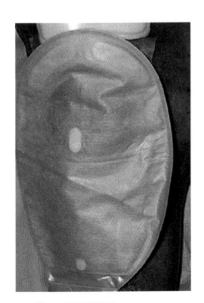

图 13-11　造口袋收集液体

有时，即使是吸收性最佳的敷料也无法控制伤口渗出。因此需要对解决方案进行创新，如使用造口袋收集液体。

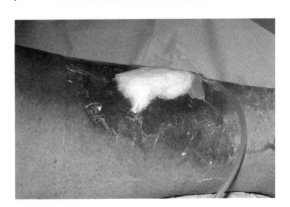

图 13-12　负压伤口疗法

纱布被封闭膜覆盖形成密闭结构，真空泵通过管道连接提供吸力。

（二）氧疗

伤口愈合的所有阶段都需要氧气。局部组织缺氧是引发慢性创伤的常见原因。通过全身或局部氧疗，增加氧的利用率，扭转氧供应和氧需求之间的不平衡，促进愈合过程，如血管生成、胶原合成和肉芽组织形成。局部氧疗需要将纯氧直接输送到伤口区域。某些器材利用便携式氧气发生器从空气中提取氧气，然后通过在封闭敷料下插管或装管，将氧气输送到伤口；还有一些器材可以放置在肢体周围的塑料盒子或箱子里，通过压力输送氧气。也可以将氧气浸入敷料和凝胶中。

高压氧疗法通常使患者在高压下吸入100% 的氧气，从而使血液含氧量升高。综合治疗需要在专项操作室内进行，每次 1 ~ 2小时，持续数周。该方法可能对糖尿病足溃疡和缺血性溃疡有效。有证据表明它可以降低高度截肢的风险。

（三）电刺激

完整的皮肤具有电势，会对损伤的上皮层产生一个电场，在愈合过程中可以引导上皮细胞迁移。现在已经研发出了相关器材，如通过放置在皮肤或伤口表面的电极向伤口区域提供电刺激的装置，以及含有小电池的生物电敷料。电刺激可以减少生物负荷，增加局部灌注并加速愈合。但其有效性证据不足，并没有在常规临床实践中使用。

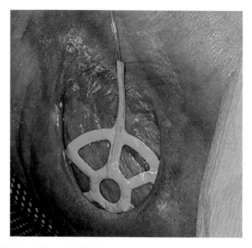

图 13-13   局部氧疗法

将一个圆形的器材直接放置在伤口床上，从一个手机大小的氧气发生器中持续输送氧气。次级敷料可保护伤口，吸收渗出液。

延伸阅读

Apelqvist, J., Willy, C., Fagerdahl, A.M. et al. (2017). EWMA document: negative pressure wound therapy. Journal of Wound Care 1 (26): S1–S154.

Bryant, R.A. and Nix, D. (2016). Principles of wound healing and topical management. In: Acute and Chronic Wounds: Nursing Management, 5e (eds. R.A. Bryant and D. Nix), 306–324. St Louis: Elsevier.

Rajendran, S. (2019). Advanced Textiles for Wound Care, 2e. Cambridge: Woodhead Publishing, Elsevier.

Thomas, S. (2010). Surgical Dressings and Wound Management. Cardiff: Medetec Publishing.

Vowden, K. and Vowden, P. (2017). Wound dressings: principles and practice. Surgery 35 (9): 489–494.

第 14 章 | 伤口愈合的药物疗法和生物疗法

Gregory Schultz[1] and Girish K. Patel[2,3]
[1] University of Florida, Gainesville, FL, USA
[2] Welsh Institute of Dermatology, Cardiff and Vale University Health Board, Cardiff, UK
[3] Cardiff University School of Biosciences, Cardiff, UK

概述

- 药物疗法可促进特定伤口类型的愈合，例如，血管扩张剂可用于缺血性溃疡，免疫抑制剂可用于炎症性溃疡。
- 某些药物会抑制伤口的愈合，尽可能停用（需要综合考虑风险与疗效）。
- 对伤口康复生物学的深入了解促进了生物疗法的发展，如重组生长因子和组织工程皮肤替代品。
- 在临床试验中，生物疗法的疗效时好时坏，尤其是对于治疗慢性伤口。
- 成功的治疗通常取决于充分的伤口床准备，即消除阻碍伤口愈合的障碍。

急性伤口愈合涉及一系列促进损伤组织修复的复杂动态事件。这一过程包含 4 个相互重叠但定义明确的阶段：凝血期、炎症期、增生期和重塑期。血小板聚集和血块形成可以促进伤口的止血。炎症期始于吞噬性中性粒细胞的加入，当伤口部位生成巨噬细胞时结束。上述两种细胞是生长因子的重要来源和基质。增生期的特征是新生血管的形成（血管生成）和细胞外基质主要成分的合成，如胶原蛋白的合成、肉芽组织形成和上皮再生。在最后的阶段，即重塑期，细胞外基质将不断重塑，最终形成无血管瘢痕。慢性伤口愈合可在 4 个阶段中的任一阶段终止。不过，伤口愈合通常中断于炎症期或增生期。多种介质在愈合的不同阶段中发挥着重要作用，如炎症细胞、生长因子、蛋白酶［如基

质金属蛋白酶（matrix metalloproteinases，MMP）］、细胞元素和细胞外元素。介质的改变可能会抑制慢性伤口的愈合。

对伤口康复生物学的深入了解促进了针对特殊疾病的新型生物疗法的发展。再生医学学科制定了 3 种主要治疗方法：①通过诱导再生进行组织置换术。②使用人工生物支架创建三维器官 / 三维组织。③细胞移植。下文将分别进行相关介绍。不过，将上述 3 种疗法结合将会实现更好的临床治疗效果。

一、诱导再生

目前，对于促进伤口愈合，已有多种可以常规使用的药物，而某些药物仍处于临床试验阶段，如生长因子。这些药物支持现有

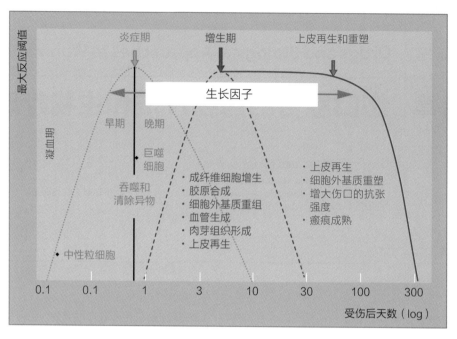

图 14-1　图示伤口愈合的重叠阶段

炎症细胞和生长因子参与所有阶段。来源：改编自克拉克（Clark，1991）。

再生和修复

再生的定义是受损组织恢复到正常状态，即完全愈合。人类组织再生的能力是有限的，口腔黏膜再生、上皮层再生和伤口愈合无瘢痕组织形成都属于组织再生。

修复是指通过纤维化和形成瘢痕组织实现愈合的过程。对人类而言，可以通过形成瘢痕来修复任何深入表皮基底层的皮肤损伤。

再生医学采用了先进的技术及疗法，如组织工程、生物材料、干细胞和生长因子，通过修复、替换细胞和 / 或组织，或使其再生，达到恢复伤口功能的目的。

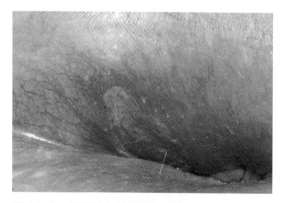

图 14-2　尼可地尔引起的肛周溃疡

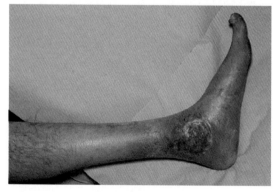

图 14-3　适合用伊洛前列素治疗的溃疡

系统性硬化病和外周动脉疾病引起的缺血性溃疡，适合用伊洛前列素进行治疗。

的伤口疗法，有利于其他形式的组织再生。有些药物会强烈抑制伤口愈合，而仅停用此类药物就足以恢复和促进伤口愈合。

（一）血管扩张药可促进伤口愈合

许多伤口都是由循环系统问题（慢性静脉功能不全或外周动脉疾病）引起的。循环系统问题可能是主要病因或混合病因。药物疗法通常用于配合常规治疗（如动脉疾病的血运重建）或在手术干预不可行的情况下使用。

（二）免疫调节剂

通常只有到炎症期时，在免疫调节剂的作用下，潜在炎症（如血管炎或坏疽性脓皮病）引起的伤口才会实现伤口愈合。例如，在坏疽性脓皮病中，附加损伤（如伤口清创）往往会使病情加重。免疫调节剂是促进受累组织愈合的重要辅助手段。免疫调节剂对于同种异体组织移植的维护，也发挥着必不可少的作用（稍后讨论）。

表 14-1　抑制伤口愈合的药物

药物类别	药物名称	对伤口愈合的影响
抗感染药	非甾体抗炎药	通过抑制环加氧酶形成影响炎症期 降低伤口的抗张强度
	秋水仙碱	影响炎症期 通过减少成纤维细胞的增生影响增生期 通过降解新形成的细胞外基质影响细胞重塑期
皮质类固醇	泼尼松龙	通过降低血小板的黏附强度影响凝血期 通过影响吞噬作用影响炎症期 通过降低成纤维细胞的活性和抑制胶原合成影响重塑期
免疫抑制剂	环孢素、霉酚酸酯、他克莫司、雷帕霉素	影响炎症期 增大伤口感染的风险
抗血小板药	阿司匹林	通过抑制血小板聚集影响凝血期 通过调节花生四烯酸代谢分子影响炎症期
抗凝血剂	肝素	通过影响纤维蛋白形成影响凝血期 引起血小板减少症从而导致血块形成（白色血栓综合征）
	华法林	通过影响纤维蛋白的形成来影响凝血期 释放以微胆固醇晶体形式存在的粥样斑块栓子，进而导致组织坏死和坏疽，即所谓的"蓝趾综合征"
血管收缩药	尼古丁、可卡因、肾上腺素、去甲肾上腺素、麦角胺	抑制血管新生和减少肉芽组织形成，从而影响增生期 抑制微循环，加重移植排斥反应和溃疡坏死
抗肿瘤药	硫唑嘌呤、环磷酰胺、甲氨蝶呤、氟尿嘧啶、氟达拉滨、长春花新碱、顺铂	减少炎症细胞的数量，从而影响炎症期，增大伤口感染的风险 通过减少细胞增殖影响增生期
	生长因子抑制剂（贝伐单抗、吉非替尼、维罗非尼和索拉非尼）	通过抑制上皮再生、血管新生和肉芽组织形成来影响增生期
其他	尼可地尔和羟基脲	可能会导致溃疡疼痛

表 14-2 用于促进伤口愈合的血管扩张药

药物类别	药物名称	药理作用	适应证
前列腺素类似药	伊洛前列素	舒张血管 抑制血小板聚集	间歇性跛行 严重的肢体局部缺血 预防坏疽 减轻肢体动脉痉挛症引起的疼痛及其他临床症状 可能有助于治疗动脉性溃疡, 包括由硬皮病引起的溃疡
甲基黄嘌呤	己酮可可碱	改善周围血管床灌注 降低血液黏度, 减少血小板聚集 通过抑制肿瘤坏死因子 -α（TNF-α）减轻炎症	外周动脉疾病引起的间歇性跛行 治疗下肢静脉性溃疡, 适用于无法耐受压迫疗法的患者, 或可作为一种辅助疗法 可能有助于治疗镰状细胞贫血、青斑血管炎和脂质渐进性坏死
钙拮抗药	地尔硫䓬、氨氯地平和硝苯地平	舒张血管	血管炎性溃疡 肢体动脉痉挛症
硝酸盐	硝酸甘油（GTN）, 局部应用, 含量 0.2% 或 0.4% 的软膏剂	舒张血管	慢性肛裂 可能有助于治疗血管炎性溃疡
环磷酸鸟苷-特异性磷酸二酯酶 5 型抑制剂	西地那非	舒张血管	勃起功能障碍和肺动脉高压 可能有助于治疗血管炎性溃疡和肢体动脉痉挛症

注: 肿瘤坏死因子 -α（tumour necrosis factor-α, TNF-α）。

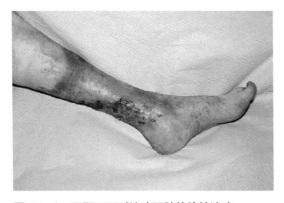

图 14-4 己酮可可碱治疗下肢静脉性溃疡

一种顽固性静脉性溃疡, 经压迫疗法治疗后伤口仍未愈合, 可使用己酮可可碱。

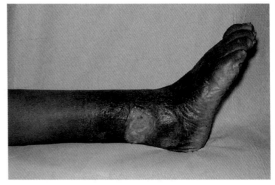

图 14-5 血管扩张药治疗镰状细胞溃疡

镰状细胞溃疡, 使用血管扩张药减轻伤口疼痛并促进其愈合。

表 14-3   促进伤口愈合的免疫调节药物

药物类别	药物名称	药理作用	适应证
糖皮质激素	泼尼松龙或外用皮质类固醇	减轻过度炎症反应 长期使用会对愈合产生影响	由结缔组织疾病（如风湿性关节炎）引起的溃疡 血管炎性溃疡 坏疽性脓皮病
钙调磷酸酶抑制剂	环孢素 他克莫司——局部或全身应用制剂	免疫抑制	炎症性溃疡，如坏疽性脓皮病
其他免疫调节剂	目前已有多种免疫调节剂进入了研发使用阶段，包括特异性靶向炎症分子，如 TNF-α、CD20 和白细胞介素 -12（IL-12）。它们在伤口愈合中的应用取决于主要病因，有助于治疗炎症性疾病，如坏疽性脓皮病		

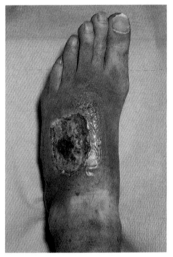 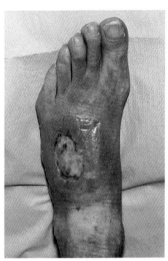

图 14-6   用皮质类固醇治疗坏疽性脓皮病

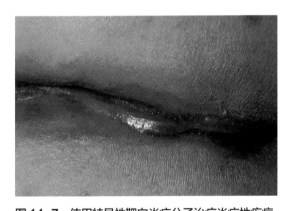

图 14-7   使用特异性靶向炎症分子治疗炎症性疾病

克罗恩病导致臀沟处皮肤出现溃疡及炎症，使用靶向抗 TNF-α 进行治疗。

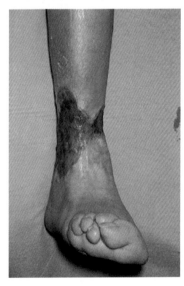

图 14-8   免疫调节疗法治疗类风湿性溃疡

类风湿性溃疡使用免疫调节疗法，如注射糖皮质激素。

（三）抑制基质降解的药物

无法愈合的慢性伤口通常表现为过度炎症反应伴 MMP 水平升高，基质降解及伤口愈合减缓。近期，一种可以测量伤口床 MMP 水平的伤口诊断方法已经进入开发及商业化阶段，据说此种方法可以检测出对慢性伤口愈合具有危害性的 MMP 水平。除了高级伤口敷料，四环素类抗生素（如多西环素）也能够灭活 MMP，促进慢性伤口的愈合。苯妥英可以降低胶原酶（减少胶原分解）的活性，但由于其本身具有毒性，其使用受到了一定限制。

（四）生长因子

生长因子是保证伤口正常愈合的关键分子调节剂。生长因子可以在伤口正常愈合的 4 个阶段中持续发挥作用。顾名思义，大多生长因子的主要生理作用就是促进细胞增殖。不过不同的生长因子通常作用于不同类型的细胞。

在 20 世纪 80 年代初，随着重组蛋白表达技术的进步，人生长因子的广泛应用逐渐成为可能。其最早的临床应用之一就是用于促进伤口愈合。在接受皮肤移植的患者中，人生长因子促进了部分厚皮片移植供区的愈合。从那时起，人们就开始在各种伤口愈合研究中测试多种人重组生长因子对伤口愈合的作用。外源性生长因子可以治疗受损伤口，促进愈合的关键环节发生，如血管生成（肉芽组织形成）、细胞外基质形成（瘢痕基质）、瘢痕组织收缩和上皮再生。

第一个获得美国食品药品监督管理局（Food And Drug Administration，FDA）批准，并且可以促进伤口愈合的生长因子是人重组血小板源性生长因子 –BB（recombinant human platelet-derived growth factor-BB，rhPDGF-BB，Regranex®）。第Ⅲ阶段临床试验结果表明，局部应用 rhPDGF-BB 可显著提高慢性糖尿病足溃疡的愈合率。然而，FDA 根据上市后第Ⅳ阶段的临床分析数据，强制给予"黑盒"警告：使用三管以上的 rhPDGF-BB 会增大患者死于癌症的风险。虽然该因子本身并不致癌，但应该避免用于恶性肿瘤患者。总之，rhPDGF-BB 对伤口护理领域的影响深远而持久。

角质细胞生长因子（keratinocyte growth factor，KGF）（Kepivance®）在 2004 年获得了 FDA 的批准，可用于由血液恶性肿瘤治疗引起的严重口腔黏膜炎，以及高剂量化疗或放疗后的干细胞救援。据报道，研究人员多年来一直在进行注射人重组表皮生长因子（recombinant human epidermal growth factor，rhEGF）促进糖尿病足溃疡愈合的试验。一项大型随机对照试验表明，局部使用人重组成纤维细胞生长因子（recombinant human fibroblast growth factor，rhFGF）可显著加快局部深层皮肤烧伤区域和皮肤移植供区的上皮愈合速度。其他生长因子，如粒细胞 – 巨噬细胞集落刺激因子（granulocyte-macrophage colony-stimulating factor，GM-CSF）和生长激素，也会促进各种急性伤口和慢性伤口的愈合。

生长因子是保证伤口正常愈合的关键分子调节剂。抑制生长因子对靶细胞的作用会减缓伤口愈合，导致伤口愈合停滞或形成慢性伤口。生长因子必须用于伤口床准备充分的创伤处（例如，通过对非健康组织或感染组织进行清创），以减少炎症反应和降低蛋白酶活性。否则，在伤口床准备不充分的情况下，外源性生长因子对伤口愈合的促进作用将会大打折扣。

伤口床准备

伤口床准备是指通过识别和消除影响伤口愈合的异常因素，加速伤口的正常愈合或增强伤口愈合疗法的效能。例如治疗感染、清除无活性组织和确保组织充分氧合。

表 14-4　在正常伤口愈合阶段起重要作用的主要生长因子

生长因子	细胞来源	药理作用
TGF： 　TGF-β_1 　TGF-β_2 　TGF-β_3	血小板 成纤维细胞 巨噬细胞	TGF-β_1 和 TGF-β_2： 　对成纤维细胞具有趋化作用 　促进 ECM 的形成 　　↑胶原和 TIMP 的合成 　　↓MMP 的合成 TGF-β_3 可减少瘢痕形成 　　↓胶原蛋白 　　↓纤连蛋白
PDGF	血小板 巨噬细胞 内皮细胞	激活免疫细胞和成纤维细胞 促进 ECM 形成 　↑胶原和 TIMP 的合成 　↓MMP 的合成
VEGF	内皮细胞	↑血管生成
FGF	巨噬细胞 内皮细胞 成纤维细胞	↑血管生成 ↑角质形成细胞的增殖和迁移 ↑ECM 沉积
KGF	成纤维细胞	↑角质形成细胞的增殖和迁移
IGF	肝 骨骼肌 成纤维细胞 巨噬细胞 中性粒细胞	↑角质形成细胞和成纤维细胞的增殖 ↑血管生成 ↑胶原蛋白的合成 ↑ECM 的形成 ↑细胞代谢
EGF	角质形成细胞 巨噬细胞	↑角质形成细胞的增殖和迁移 ↑ECM 的形成
CTGF	成纤维细胞 内皮细胞 上皮细胞	↑胶原蛋白的合成 促进 TGF-β 对胶原合成的调节作用
集落刺激因子： 　G-CSF 　GM-CSF	基质细胞 成纤维细胞 内皮细胞 淋巴细胞	G-CSF——刺激粒细胞（白细胞）增殖 GM-CSF——刺激粒细胞和巨噬细胞增殖

注：细胞外基质（extracellular matrix, ECM）；金属蛋白酶组织抑制物（tissue inhibitor of metalloproteinase, TIMP）；血管内皮生长因子（vascular endothelial growth factor, VEGF）；胰岛素样生长因子（insulin-like growth factor, IGF）；结缔组织生长因子（connective tissue growth factor, CTGF）；粒细胞集落刺激因子（granulocyte colony-stimulating factor, G-CSF）。

二、人工生物支架及三维组织的创建

通常情况下，如皮肤或内部器官等受损组织，其修复过程需要形成可分化细胞构成的三维基质。这使得组织工程这一新兴领域在构建功能性人工生物三维组织方面面临着严峻挑战。细胞外基质的设计对功能性组织结构的最终形成至关重要。细胞外基质的组成材料必须包括"信号"干细胞（详情如下）。干细胞可以进入组织并进行增殖分化，形成构建三维基质所需的表型。此外，三维组织必须耐用，便于生产并应用于相关外科治疗。

幸运的是，通过材料工程师数十年的努力，加上现存可单独使用或联合使用的大量天然分子和合成聚合物，如今的三维基质已经可以达到要求的性能指标。其构成物质包括完整的纤维胶原（Ⅰ型和Ⅲ型）、基底膜胶原（Ⅳ型）、透明质酸的高分子聚合物、多结构域黏附蛋白（如纤连蛋白和层粘连蛋白），以及仅需简单加工的组织（包括羊膜、猪小肠黏膜下层和绵羊前胃黏膜下层）。

组织工程皮肤替代物包含外皮细胞或支架（以替代细胞外基质），或两者均有。它们可以作为临时或永久功能性皮肤替代物。非细胞皮肤替代品的优点是易获取，可为伤口提供临时性屏障，不过后期通常需要进行皮肤移植。虽然培养细胞会花费较多的时间，但是培养物可以为伤口提供永久性屏障。

随着不同临床需求的提出，新的临床应用领域正如雨后春笋般不断出现。其中最具前景的当属可植入性基质和负压伤口疗法（NPWT）的联合应用。目前，NPWT 通常使用网状聚氨酯泡沫或经常更换覆盖于伤口床的纱布敷料。相比之下，经过人工设计的三维基质可以加速伤口血管化，并可长时间置于伤口床。所以三维基质可以达到更好更快的临床效果。将天然或人工合成的组织结构与生长因子相结合，或保留最初在生物组织中发现的内源性生长因子，可以增强三维基质生物支架的疗效。

表14-5　组织工程皮肤替代物示例

产品	类型	应用/优点	缺点
非细胞皮肤替代品			
Biobrane®	将尼龙纤维嵌入硅胶并与猪胶原相结合	用作部分皮层损伤的临时代替品，如用于烧伤或移植供区	存在伤口感染风险
Integra®	牛胶原、软骨素-6-硫酸糖胺聚糖（真皮替代品）和硅膜（表皮替代品）的结合物	可立即覆盖经手术切除的全层皮肤烧伤伤口	在3~4周后进行二次手术，切除硅膜并进行自体皮片移植要求伤口床健康有活性
Alloderm®	非细胞人类尸体皮肤	全层皮肤烧伤和深度溃疡	无表皮层——可能需要进行自体皮片移植
同种异体细胞皮肤替代品			
Transcyte®	取自新生儿包皮，尼龙网作为支架材料结合成纤维细胞培养	部分皮肤烧伤或全层皮肤烧伤	可能需要在2~3周后进行自体皮片移植
Dermagraft®	以生物降解性织膜作为支架，并接种新生儿成纤维细胞	可用于治疗无法愈合的糖尿病足溃疡和下肢静脉性溃疡	不适用于感染伤口、肌腱或骨头外露的伤口
Apligraf®	含有新生儿角质形成细胞、新生儿成纤维细胞和牛胶原，是一种带有活性表皮和真皮的复合皮片移植物	可用于治疗无法愈合的糖尿病足溃疡和下肢静脉性溃疡	不适用于感染伤口
自体细胞皮肤替代品			
培养的自体表皮移植物，如 Epicel™ 和 CellMist™	经实验室培养的自体角质形成细胞（来自皮肤活体组织检查），并通过载体系统进行临床应用，如膜片或悬液	与自体皮片移植相比，部分皮肤烧伤的可移植供区更小	全层皮肤伤口/烧伤需要使用真皮替代品进行治疗存在变量，如伤口中的蛋白酶可以分解移植的角质形成细胞

三、细胞疗法

我们体内的细胞正以惊人的速度不断更新着。人体每天损失的细胞数量超过 500 亿个。成体组织特异性干细胞分级系统可以补充并维持多种组织的细胞数量。细胞治疗的目的就是通过补充损失或耗尽的成体组织干细胞来恢复组织活性。我们可以采取皮肤移植的方式实现细胞治疗，即从供区取出皮肤组织，然后将其置于伤口部位。在自体皮肤组织不足的情况下，可以采用同种异体移植的方式。虽然该移植方法需要实施免疫抑制以预防宿主排斥反应，但这仍是移植重要器官的适宜疗法。

（一）成体组织干细胞扩增

这种方法最初被成功应用于烧伤治疗。最近，人们通过将角膜缘干细胞培养成人类角膜，成功治疗了角膜瘢痕：首先从健康

的眼睛中取出一小份完好的角膜缘干细胞样本，然后将其培养成角膜，最后移植到角膜受损的眼睛中。由于在大多数情况下使用的是自体移植的方法，所以并不需要进行免疫抑制。在组织培养过程中的干细胞富集现象也促进了基因治疗的发展，即将插入的基因引入到可长期存活的成体组织干细胞中，用以治疗伴有严重水疱的烧伤。

（二）其他细胞的扩增

对免疫反应能力减弱的同种异体新生儿皮肤细胞进行诱导，使其在组织培养过程中增殖，然后将其放入胶原基质中生成皮肤替代品。许多国家可购买到两种皮肤替代商品：Dermagraft®（仅售新生儿成纤维细胞）和Apligraf®（可售新生儿角质形成细胞和成纤维细胞）。尽管在具备免疫功能的皮肤上应用时，上述产品在最初的几周内能够感知伤口环境并产生促进伤口愈合的因子，也摆脱不了被宿主排斥的命运。下肢静脉性溃疡和糖尿病足溃疡的相关临床试验表明，上述产品有助于治疗其他类型的顽固性溃疡。

细胞来源

自体细胞：从患者身体的某个部位提取细胞，并将其移植到自体的其他部位上。

同种异体细胞：从某个体身上提取细胞，并将其移植到同一物种的其他个体上。

异种细胞：从某个体身上提取细胞，并将其移植到不同物种的个体上。

基因治疗

慢性伤口中的蛋白酶可能会限制外源性生长因子的效能。基因治疗（将基因插入受体细胞）作为一种替代疗法已经进入临床研究阶段。其目的是促进内源性生长因子的产生。

干细胞

· 干细胞可以分化成其他类型的细胞（称为潜能），而且具有自我更新能力。

· 胚胎干细胞来源于胚泡（早期胚胎），具有多能性，即可以发育成外胚层、中胚层和内胚层三种胚层的细胞组织。

· 骨髓、脂肪组织和血液中可以发现多能成体干细胞或体细胞干细胞，这两种细胞可以分化成相近的细胞。

· 诱导多能干细胞是一种经过基因改造的多能成体干细胞。

· 皮肤中也含有干细胞。表皮干细胞位于表皮基底层，可以促进表皮再生（具有单能性）。多能干细胞可见于毛囊膨出部位，可分化为表皮细胞和皮肤附属器细胞。

干细胞在特定的组织培养条件下分化为其他类型的细胞的能力已经得到应用。其中最具代表性的是间充质干细胞，它存在于成人骨髓和脂肪组织中，具有分化为其他类型细胞（如骨细胞和软骨细胞）的能力。间充质干细胞似乎也可以促进严重伤口的愈合，当前其促进伤口愈合的能力正处于临床研究阶段。在伤口愈合领域，间充质干细胞促进胚胎干细胞分化和诱导多能干细胞的相关临床应用引起了广泛关注。

四、对生物治疗的担忧

在实验室研究和临床前试验中，生物疗法虽然表现极佳，但其实际应用效果并不总是令人满意。可能是由于慢性伤口环境出现的异常限制了其疗效，如重组生长因子的应用。由于伦理问题和法律限制，干细胞的应用（尤其是胚胎干细胞）仍然存在争议。干细胞也是导致恶性肿瘤的潜在风险因素。使用同种异体或异种供体组织及细胞也存在被宿主免疫系统排斥和造成疾病传播的风险。考虑到生产成本问题及相关专业技术和知识的要求，其广泛应用可能会受到一定的限制。

参考文献

Clark RA. In: Goldsmith LA (ed.) Physiology, Biochemistry and Molecular Biology of the Skin. 2nd edn. Vol 1. New York: Oxford University Press, 1991: 577.

延伸阅读

Jull, A., Waters, J., and Arroll, B. (2002). Pentoxifylline for treatment of venous leg ulcers: a systematic review. Lancet 359 (9317): 1550–1554.

Karukonda, S.R., Flynn, T.C., Boh, E.E. et al. (2000). The effects of drugs on wound healing–part II. Specific classes of drugs and their effect on healing wounds. International Journal of Dermatology 39 (5): 321–333.

Pang, C., Ibrahim, A., Bulstrode, N.W., and Ferretti, P. (2017). An overview of the therapeutic potential of regenerative medicine in cutaneous wound healing. International Wound Journal 4 (3): 450–459.

Schultz, G.S., Sibbald, G., Falanga, V. et al. (2003). Wound bed preparation: a systematic approach to wound management. Wound Repair and Regeneration 11: S1–S28.